Christian Kugler

UNTERSCHÄTZTE VIRENKILLER

W0195652

Bibliografische Information der Deutschen Nationalbibliothek
Die Deutsche Nationalbibliothek verzeichnet diese Publikation in der Deutschen Nationalbibliografie.
Detaillierte bibliografische Daten sind im Internet über http://d-nb.de abrufbar.

Für Fragen und Anregungen
info@rivaverlag.de

Wichtige Hinweise
Dieses Buch ist für Lernzwecke gedacht. Es stellt keinen Ersatz für eine individuelle medizinische Beratung dar und sollte auch nicht als solcher benutzt werden. Wenn Sie medizinischen Rat einholen wollen, konsultieren Sie bitte einen qualifizierten Arzt. Der Verlag und der Autor haften für keine nachteiligen Auswirkungen, die in einem direkten oder indirekten Zusammenhang mit den Informationen stehen, die in diesem Buch enthalten sind.

Ausschließlich zum Zweck der besseren Lesbarkeit wurde auf eine genderspezifische Schreibweise sowie eine Mehrfachbezeichnung verzichtet. Alle personenbezogenen Bezeichnungen sind somit geschlechtsneutral zu verstehen.

Originalausgabe
1. Auflage 2022
© 2022 by riva Verlag, ein Imprint der Münchner Verlagsgruppe GmbH
Türkenstraße 89
80799 München
Tel.: 089 651285-0
Fax: 089 652096

Redaktion: Stefanie Heim
Umschlaggestaltung: Marc-Torben Fischer, München
Umschlagabbildung: Shutterstock/goleiro35, Bearbeitung: riva Verlag/Marc-Torben Fischer
Layout und Satz: Ortrud Müller, Die Buchmacher – Atelier für Buchgestaltung, Köln
Druck: Florjancic Tisk d.o.o., Slowenien
Printed in the EU

ISBN Print 978-3-7423-2047-6
ISBN E-Book (PDF) 978-3-7453-1807-4
ISBN E-Book (EPUB, Mobi) 978-3-7453-1806-7

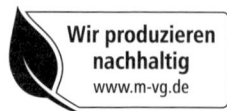

Wir produzieren
nachhaltig
www.m-vg.de

Weitere Informationen zum Verlag finden Sie unter

www.rivaverlag.de

Beachten Sie auch unsere weiteren Verlage unter www.m-vg.de

Christian Kugler

UNTERSCHÄTZTE VIRENKILLER

Wie Sie sich vor Corona und
anderen Viren schützen können

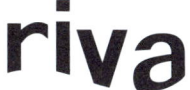

Inhalt

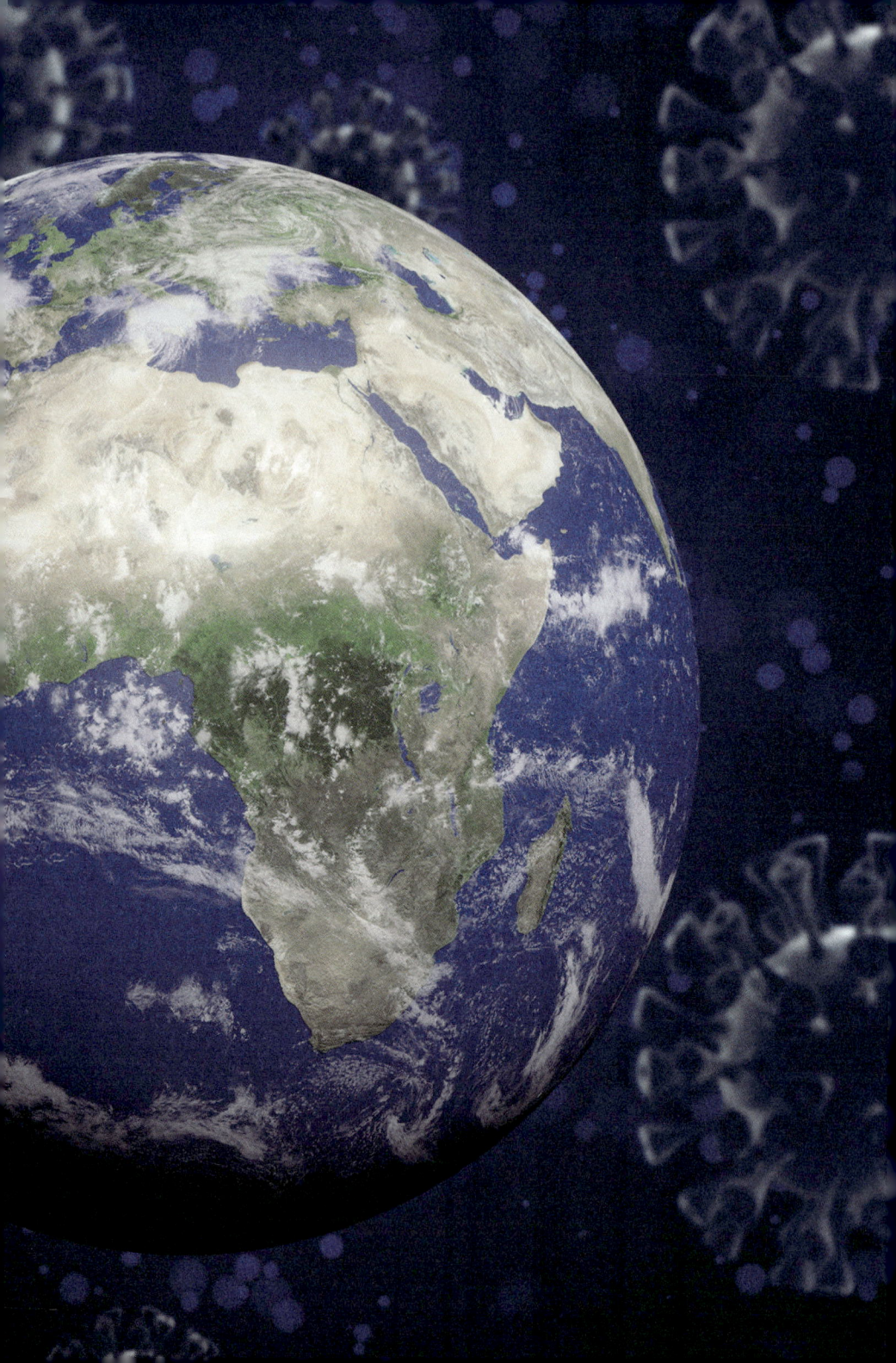

Hoffnung am Pandemiehorizont

Eine Prophezeiung am Anfang: Wenn Sie dieses Buch gelesen haben, werden Sie nicht nur eine bestimmte Substanz in Ihre Nase sprühen oder durch Mund und Rachen gurgeln, sondern auch diese Covid-19-Pandemie aus einem anderen Blickwinkel betrachten. Denn obwohl die in diesem Buch vorgestellten Methoden gegen alle möglichen Viren wirksam sind – sowie gegen Bakterien und gegen schlechte Luft meist auch –, geht es primär um die Seuche, die seit Beginn 2020 so unglaublich viele Menschenleben entscheidend beeinflusst – die allermeisten negativ, manche wurden zerstört. Sie werden feststellen, wie viel in diesen Monaten und Jahren seit dem ersten Lockdown nicht passiert ist, was eigentlich hätte passieren sollen, um das Virus daran zu hindern, Menschen schwer krank zu machen. Sie werden aber auch verstehen, warum diese Dinge meist gar nicht passieren konnten und warum ein schwarzes Loch zwischen Infektionsvermeidung und Hospitalisierung entstand, das diesem Virus oft Gelegenheit gab, sich ungehindert zu vermehren.

Jetzt, nach fast zwei Jahren Pandemie bei Erscheinen dieses Buchs, ist die Zeit reif für mehr – mehr als Masken, Lockdowns und sogar Impfungen. Denn selbst eine der größten Erfolgsgeschichten der modernen Medizin, nämlich die Entwicklung gleich einer ganzen Reihe von hochwirksamen und sehr sicheren Impfstoffen, hat aus unterschiedlichen Gründen in weiten Teilen der Welt nicht dazu geführt, dass die Coronapandemie überwunden ist. Die Zeit ist reif für neue Konzepte, weil diese Zumutung von einer Infektionskrankheit mit Sicherheit nicht die letzte Pandemie ist, die die meisten von uns erleben werden. Auch deshalb ist es höchste Zeit für »unterschätzte Virenkiller«, die ich in diesem Buch vorstellen werde.

Bei der Recherche zu diesem Thema bin ich auf extrem spannende und manchmal durchaus gespenstisch anmutende Forschung gestoßen. Ich bin auf lange bekannte und zu Unrecht vergessene Substanzen aufmerksam geworden und traf Menschen, die unterschätzte Virenkiller in wagemutigen Selbstversuchen erprobt haben. Auch deren Geschichten will ich hier erzählen. Und wer jetzt glaubt, ein nüchternes Sachbuch mit einer Aneinanderreihung von Zahlen und Fakten aufgeschlagen zu haben, den werde ich enttäuschen, denn ich habe mich nach Kräften bemüht, Ihnen auch die Menschen näherzubringen, die hinter der wissenschaftlichen Arbeit stehen. Denn diese haben sich mit ihrer Arbeit zum Ziel gesetzt, Virenkiller zu finden, die in sinnvoller Ergänzung zu den verfügbaren Impfstoffen oder sogar als Ersatz dafür angewandt werden können, zum Beispiel für die immer noch große Gruppe jener, die sich nicht impfen lassen können, wollen oder trotz Impfung erkranken, etwa weil sie aufgrund von Vorerkrankungen nicht optimal geschützt sind.

Die wissenschaftlichen Ansätze und Selbstversuche werden auch mit Ende der aktuellen Coronapandemie keinesfalls obsolet werden. Covid-19 und Influenza werden trotz Impfungen nicht gänzlich verschwinden und eine mögliche nächste, neue Viruspandemie wird die Menschheit wieder vor ganz andere Herausforderungen stellen, bei denen die unterschätzten Virenkiller eine entscheidende Rolle spielen könnten. Sollten in den Monaten und Jahren nach Erscheinen dieses Buchs zudem Mutanten von SARS-CoV-2 auftauchen, die trotz Impfungen Schlimmeres anrichten als die aktuelle Deltavariante, dann werden alternative Virenkiller vielleicht sogar unverzichtbar sein.

Und noch ein Hinweis in eigener Sache: Um die Lesbarkeit des Textes nicht zu beeinträchtigen, habe ich mich widerwillig für das generische Maskulinum entschieden, werde mich allerdings, auch weil ich alte Wendungen sehr mag, immer wieder und jeweils abwechselnd an Sie, geneigte Leserin, und Sie, geneigter Leser, wenden. Beide, der Feminist in mir und meine Frau, haben darauf bestanden.

Ihr Christian Kugler

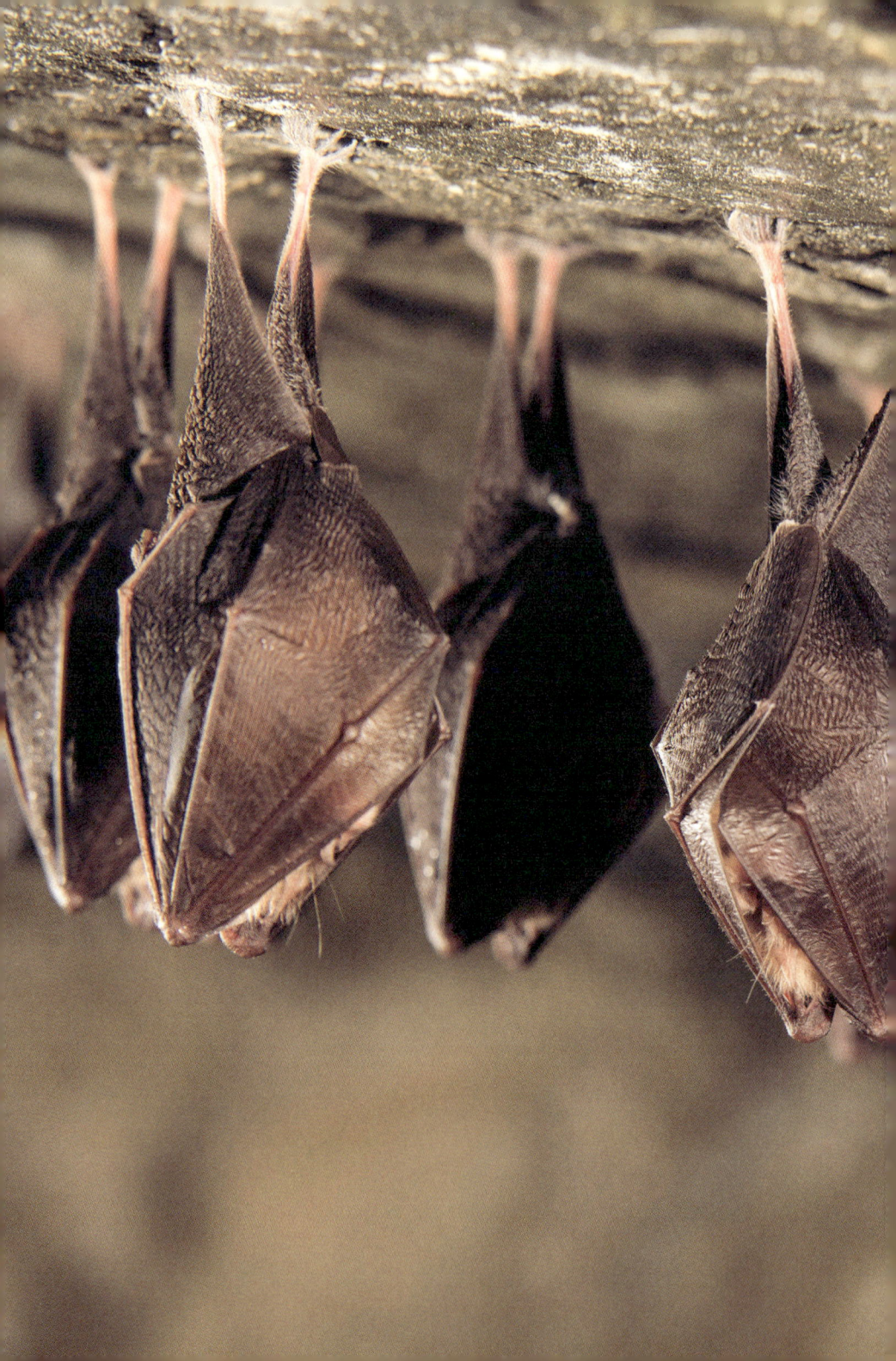

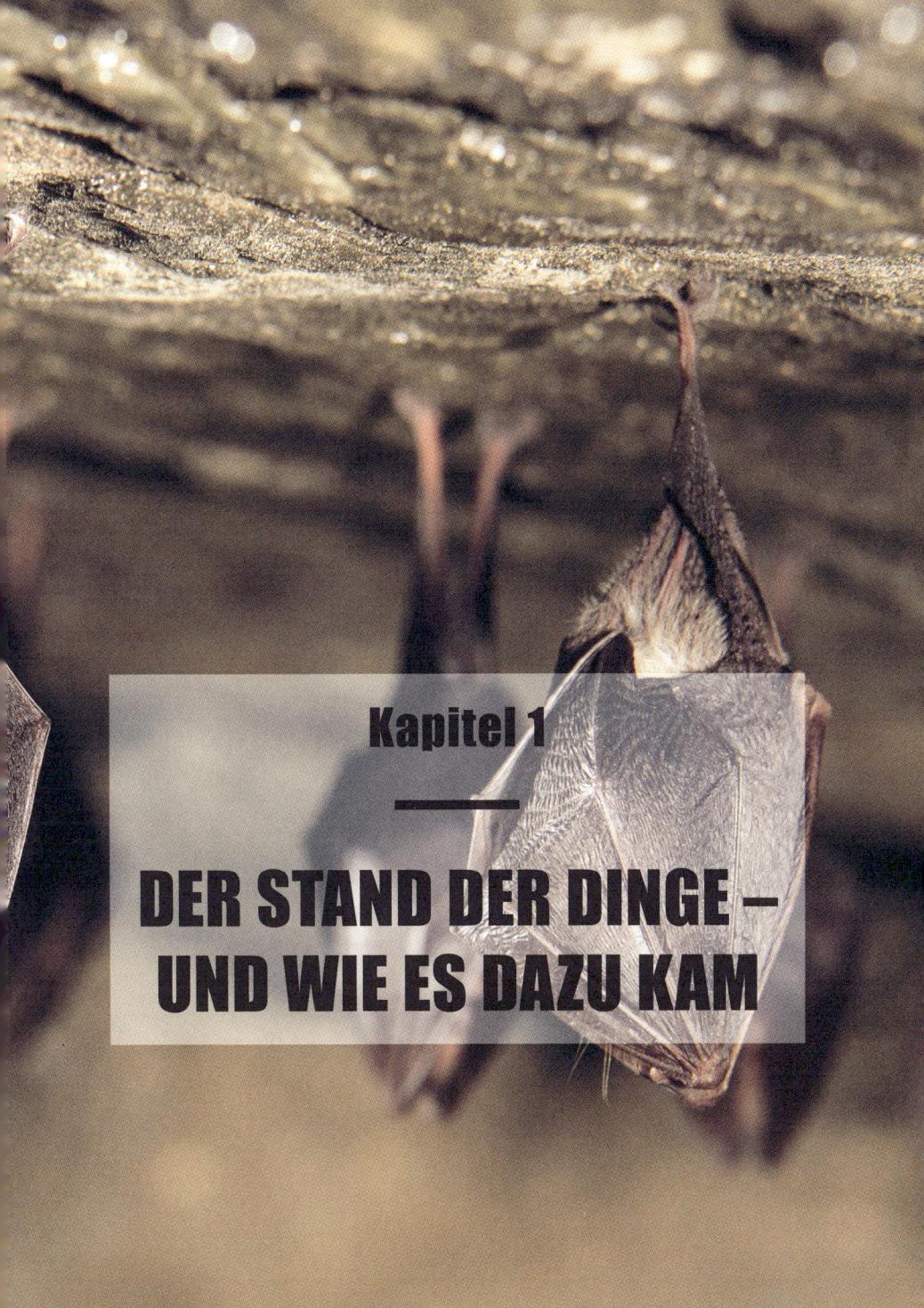

Kapitel 1

—

DER STAND DER DINGE – UND WIE ES DAZU KAM

Fledermäuse als Virenreservoir

Es wird lange dauern, bis wir wissen, wo alles begann. Vielleicht werden wir es auch nie erfahren. Dann wird es mangels zuverlässigen Wissens eben dauerhaft zwei Gruppen von Gläubigen geben: die einen, die der vermutlich wahrscheinlicheren Variante anhängen, dass dieses Coronavirus von Fledermäusen, qualvoll lebend als Handelsware auf einem Wildtiermarkt nahe Wuhan in China, auf eine andere Spezies, die dort ebenso qualvoll lebend gelagert wird, übergesprungen ist und sich dadurch so verändert hat, dass es für Menschen gefährlich und sogar tödlich wurde. Das mit dem »qualvoll« ist übrigens keine Wendung, die Emotion erzeugen soll, sondern durchaus relevant. Lebewesen, die Qualen leiden, haben nicht nur ein durch Stress geschwächtes Immunsystem, sondern auch eine höhere Ausscheidungsrate, von Atemluft angefangen bis hin zu Körperflüssigkeiten aller Art. Und über diese Wege werden wiederum vermehrt Viren weitergegeben.

Die andere Gruppe von Gläubigen wird überzeugt sein, dass das Virus aus einem Labor nahe Wuhan entwichen ist. Dort wird tatsächlich auch an Coronaviren geforscht und die Möglichkeit eines Laborunfalls ist nicht auszuschließen, wenn auch nach derzeitigem Stand des Wissens weniger wahrscheinlich als die Wildtiervariante.

Die Gruppe der Extremgläubigen lassen wir einmal beiseite, denn ihrer Überzeugung, dass es sich bei Covid-19 um eine Biowaffe handelt, die China in heimtückischer Absicht über den ganzen Erdball verbreitet hat, steht schon die relativ schlechte Wirksamkeit der chinesischen Impfstoffe im Weg. Wer ein so teuflisches

Virus designen kann, der hat auch das perfekte Gegenmittel im Schrank.

Dass in China an Fledermäusen und Coronaviren geforscht wird und dass es dort so viele Wildtiermärkte gibt, auf denen unter anderem Fledermäuse gehandelt werden, hat vor allem damit zu tun, dass in China besonders viele Menschen sehr dicht an großen und artenreichen Fledermauspopulationen leben. Dazu kommt, dass Fledermäuse das größte Virenreservoir unter sämtlichen Säugetieren darstellen. Außerdem haben Fledertiere – so heißt die Art, die aus weltweit insgesamt 1500 Unterarten von Fledermäusen und Flughunden besteht – ein einzigartiges Immunsystem. Das liegt auch daran, dass sie die einzigen flugfähigen Säugetiere überhaupt sind. Die fliegende Fortbewegung ist für ein Säugetier ex-

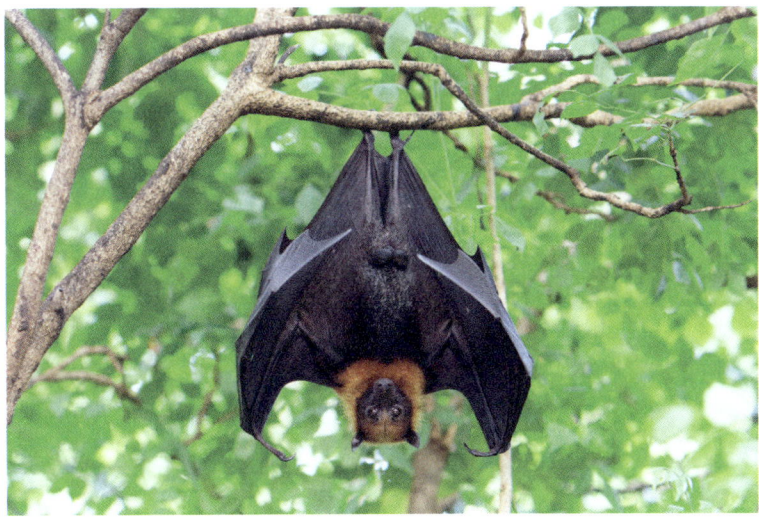

Fledermäuse sind Nützlinge mit Killerpotenzial und die größten Virenreservoire unter den Säugetieren.

trem anstrengend (deshalb hat der Mensch lieber Flugzeuge entwickelt) und führt dazu, dass die Zellen der Fledertiere besonders viel Energie bereitstellen müssen. Die meisten Experten gehen davon aus, dass diese hohe Energieerzeugungsfähigkeit dazu geführt hat, dass Fledertiere im Laufe ihrer Evolution extrem effiziente und einzigartige Mechanismen zur Abwehr von Viren entwickeln konnten. Noch dazu lässt das Immunsystem von Fledertieren im Gegensatz zum menschlichen auch im Alter nicht nach – und die Tiere werden 30 bis 40 Jahre alt, was für ein Lebewesen dieser Größe außerordentlich viel ist.

Ein besonders gutes Immunsystem brauchen sie auch dringend, denn die Lebensweise der Tiere begünstigt den Austausch von Krankheitserregern. Dies gilt besonders im Winter, denn den Winter einer Fledermaus muss man sich folgendermaßen vorstellen: Die Tiere sind zunächst einmal vollgefressen, weil sie im Sommerhalbjahr pro Exemplar – Ultraschallortung sei Dank! – etwa 2000 Insekten pro Tag erbeuten. Sehr oft vertilgen sie übrigens auch Stechmücken. Täten die angeblichen Blutsauger das nicht, dann würden die tatsächlichen Blutsauger – nämlich die Weibchen der verschiedenen Stechmückenarten – uns buchstäblich aussaugen und dabei viele Krankheiten übertragen. Fledermäuse sind also wichtige Nützlinge. Zurück zum Winter: Mit reichlich Fett am Körper kuscheln sich die Tiere in kühlen, feuchten Höhlen oder Tunneln in riesigen Kolonien zusammen, senken ihre Körpertemperatur auf etwa 4 Grad Celsius ab und reduzieren Herzschlag und Atmung um das 30- bis 40-Fache. Coronaviren etwa mögen diese Bedingungen sehr, wie wir Menschen durch die Pandemieentwicklung von SARS-CoV-2 im Winter nur zu gut wissen. Die Weitergabe von Viren klappt unter solch beengten

Verhältnissen wunderbar – auch deshalb sind Fledertiere die größten Virenreservoire unter den Säugetieren –, so die Theorie der Forscher.

Starkes Immunsystem – fitte Viren – kranke Menschen

Die gute Nachricht ist, dass das energiereiche Immunsystem der Geflederten die Viren in Schach halten kann. Ist dieses Immunsystem aber geschwächt, etwa durch existenziellen Stress auf einem Wildtiermarkt, wo die Tiere oft noch lebendig gelagert werden, oder weil der Mensch mit seinen Siedlungen dem Lebensraum der Tiere immer näher rückt, dann besteht die Gefahr von Virusausbrüchen. Die Viren, die da aus der Fledermaus kommen und oft über den Umweg einer anderen Spezies auf den Menschen überspringen können, sind noch dazu besonders fitte Viren, vermuten einige Experten. Denn sie sind ja quasi von einem besonders guten Sparringspartner, dem starken Immunsystem eines Fledertiers, trainiert worden.

Wer in der heimischen Dämmerung jetzt ängstlich auf die Tiere schaut, die am Abendhimmel insektenhungrig dahinfledern, der kann sich wieder entspannen. Der Kontakt mit den Tieren ist in unseren Breiten vorläufig noch vernachlässigbar. Allerdings führt die beginnende Klimakatastrophe auch dazu, dass mehr Arten in ehemals kühleren Regionen heimisch werden – zum Beispiel in Südchina, wo es heute etwa 40 Fledermausarten mehr gibt als vor 100 Jahren. Und dementsprechend mehr Coronaviren.

Je näher menschlicher Siedlungsraum den Lebensräumen von Fledertieren kommt, desto größer wird zudem die Wahrscheinlichkeit, dass wir oder unsere Haustiere, etwa über Früchte oder Pflanzen, mit Ausscheidungen von Fledermäusen oder Flughunden in Kontakt kommen. Wenn die dann mit gut trainierten Viren kontaminiert sind und den Weg in einen Menschen finden, dann ist sie da, die erste Infektion. Aber natürlich ist das Spekulation, und die Wahrscheinlichkeit eines solchen Geschehens ist auf Wildtiermärkten um ein Vielfaches größer. Dass so ein fittes Virus im Menschen landet, ist jedoch über längere Zeiträume gesehen ziemlich wahrscheinlich. In einer chinesischen Studie[1] wurden Blutproben von rund 200 Dorfbewohnern untersucht, die in unmittelbarer Nähe zu Fledermaushöhlen leben. Sechs von ihnen hatten Antikörper gegen Coronaviren, die in Fledermäusen vorkommen.

Die zunehmende Interaktion des Menschen mit tierischen Lebensräumen beschränkt sich übrigens nicht auf Fledermäuse und China und ist außerdem keine Einbahnstraße. Auch wir Menschen übertragen Coronaviren auf andere Tierarten, etwa in Zoos, wo die Infektion von Löwen und Tigern bereits nachgewiesen wurde. Und die Geschichte mit den dänischen Nerzfarmen hat ja bereits 2020 Pelzträger und Tierschützer aufgeschreckt, Letztere wahrscheinlich mehr: In den Zuchtanlagen mussten insgesamt 15 Millionen Tiere, in denen eine Coronavariante vermutet wurde, gekeult, also zur Infektionsabwehr geschlachtet werden. Darüber hinaus gibt es weltweit eine immer größere Zahl an Nutztieren, die die Menge an sämtlichen Wildtieren des Planeten zumindest gewichtsmäßig schon seit Jahren bereits um das mindestens 20-Fache übersteigt. Jeder Schweine- oder Hühnerstall ist eigentlich ein Virenlabor. Nach Ansicht vieler Experten ist es nur eine Frage der Zeit, bis von dort etwas auf den Menschen überspringt. Aber auch Haustiere wie Katzen, Hunde oder Frettchen bekommen Coronaviren ab, wahrscheinlich durch den Umweg über den Menschen.

Im Sommer 2021 wurde bekannt, dass bei Weißwedelhirschen in Colorado (trotz ihres Namens gehört die Spezies zum Rotwild und ist in großen Teilen Nord- und Südamerikas heimisch) 40 Prozent aller untersuchten Tiere in der Nähe von menschlichen Lebensräumen positiv auf SARS-CoV-2 getestet wurden. Die Ergebnisse der amerikanischen Forscher legen außerdem nahe, dass sich das Virus auch innerhalb der Hirschpopulation weiterverbreitet hat. Wie es sich dort im Laufe der Zeit entwickeln wird, weiß noch niemand. Die Hirsche scheinen wenigstens in der Regel keine tödlichen Verläufe zu haben, denn in verendeten Tieren wurde das Virus bei der Untersuchung[2] nicht gefunden. Willkommen in der schönen neuen Coronawelt.

Aber egal, ob Labor, Haustier, Zoo, Rotwild oder Wildtiermarkt: Die Wahrscheinlichkeit, dass ein tierisches Virus humanpathogen wird, also für den Menschen gefährlich, steigt seit Jahrzehnten an, weil die Kontaktflächen zwischen Mensch und Tier immer mehr werden und der Stress, den Tier und Mensch dabei erleben, ständig zunimmt. Schon deshalb muss an Viren, die für diesen Übersprung infrage kommen, intensiv geforscht werden, sonst trifft die nächste Pandemie die Menschheit noch weniger vorbereitet. Wenn Menschen forschen, dann ergibt das jedoch nicht nur großartige Erkenntnisse, sondern es treten hin und wieder auch fatale Fehler wie eben Laborunfälle auf – extrem seltene, schwere »Nebenwirkungen« der Forschung sozusagen, die zwar sehr unwahrscheinlich sind, aber gravierend sein können.

So also breitete sich dieses Virus aller Wahrscheinlichkeit nach von einem Wildtiermarkt oder aus einem Labor in Wuhan kommend auf den Rest der Welt aus, die zuerst einmal gelassen und dann zunehmend panisch reagierte. Gelassen zunächst, weil man nicht jedes Mal gleich den Kopf verlieren will, wenn irgendwo in einem fernen Land ein Virus grassiert. Gelassen auch, weil es SARS-CoV-1 schon gegeben hatte. Damals hatte die World Health Organization (WHO) auch eine Pandemie befürchtet, und was war dann? Nichts wirklich Aufregendes. Knapp 8000 registrierte Infizierte weltweit, 774 bestätigte Todesopfer, davon 45 außerhalb Asiens. Für viele schien SARS-CoV-2 also nichts weiter zu sein als ein Déjà-vu eines lokal beschränkten, im Effekt nicht besonders relevanten Ausbruchs einer Infektionskrankheit, die sich über Schmierinfektionen, Tröpfchen oder Aerosole in der Luft in menschlichen Atemwegen verbreitet. Dabei hatte SARS-CoV-1 durchaus das Potenzial zu einem Weckruf. Schließlich zeigte sich

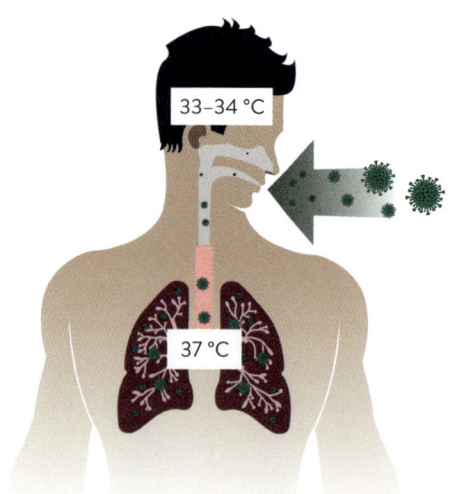

Die menschlichen Atemwege sind die Eintrittspforte für SARS-CoV-2 und im relativ kühlen Nasen-Rachen-Raum fühlt sich das Virus besonders wohl.

schon in den Jahren 2002/2003, wie schnell sich ein respiratorisches Virus in einer globalisierten Welt mit riesigen Menschenströmen von Reisenden aller Art ausbreiten kann. Binnen weniger Wochen war SARS-CoV-1 auf allen Kontinenten verbreitet und verursachte schwere Lungenerkrankungen mit ähnlichen Verläufen und Spätfolgen, wie wir sie jetzt von SARS-CoV-2 kennen. Das hätte eine Warnung sein können. War es aber nicht – und das lag an einem entscheidenden Unterschied zwischen den beiden ansonsten sehr ähnlichen Coronavirusvarianten.

SARS-CoV-2 und unsere Atemwege

SARS-CoV-1 ist zwar ähnlich infektiös, befällt aber im Gegensatz zu SARS-CoV-2 rasch vor allem die unteren Atemwege, also die tiefen Bereiche der Lunge. Es wütet und vermehrt sich auch hauptsächlich dort. Aus den engen Alveolen (Lungenbläschen) in den Tiefen der Lunge kommt das Virus nur relativ schwer und in vergleichsweise geringer Menge zurück in die Atemluft und damit per Aerosol zu anderen Menschen. SARS-CoV-2 hingegen vermehrt sich in den oberen Atemwegen, im Nasen-Rachen-Raum (das wird in diesem Buch noch extrem wichtig werden!). Von dort gelangt das Virus ganz schnell und leicht wieder mit der feuchten Atemluft als Tröpfchen oder Aerosol zum nächsten Opfer, beschleunigt durch jeden Atemzug, jeden Ton beim Sprechen oder gar Singen, jedes Niesen und jeden Hustenanfall. Die tiefen Bereiche der Lunge spielen zwar für den weiteren Krankheitsverlauf eine zentrale Rolle, für die Vermehrung und Verbreitung von SARS-CoV-2, ganz im Gegensatz zu SARS-CoV-1, allerdings deutlich weniger. Eine im Sommer 2021 veröffentlichte Studie[3] aus Berlin zeigt, dass die Schäden an der Lunge bei schweren Verläufen durch Entzündungsprozesse und überschießende Immunreaktionen verursacht werden und nicht durch das Virus selbst, das sich eben viel weiter oben im Atemtrakt stark vermehrt, nicht aber in den tiefen Bereichen der Lunge. Fazit der Forscher:

>»Die Zerstörung des Lungengewebes bei schweren COVID-19-Verläufen wird nicht direkt durch die Vermehrung des Virus in den Zellen verursacht, sondern durch die starke Entzündungsreaktion.«[4]

Sämtliche Zellen in der Lunge reagieren laut den Wissenschaftlern stark auf die vom Virus ausgelösten Prozesse, werden aber nicht von ihm infiziert oder gar zerstört. Es sind nach den Erkenntnissen der Forscher in erster Linie verschlossene Blutgefäße, instabile Gefäßwände und letztlich Fibrosen, also entzündungsbedingt krankhaft vermehrtes Bindegewebe, die zum Versagen der Lunge führen.

Das eben ist der entscheidende Unterschied zu SARS-CoV-1, das sich im Gegensatz zu SARS-CoV-2 stark in der Lunge vermehrte, weshalb 2002/2003 trotz weltweiter Verbreitung nur relativ geringe Zahlen an Infizierten beziehungsweise Ansteckungen zustande kamen. Genau aus dem genannten Unterschied ergibt sich aber auch die große Zahl von Infizierten, die keine, kaum oder nur schwache Symptome durch SARS-CoV-2 zeigen. In der Lunge richtet ein Virus eben gleich viel größere Schäden an als in den recht robusten oberen Atemwegen, die den Umgang mit respiratorischen Krankheitserregern speziell im Winterhalbjahr gewohnt sind und dabei in den meisten Fällen auch die Lunge erfolgreich schützen. Deshalb also der hohe Reproduktionsfaktor – das ist das Maß für die Verbreitungsfähigkeit eines Krankheitserregers – von SARS-CoV-2: Wer SARS-CoV-1 oder auch eine echte Grippe hat, der liegt schnell einmal im Bett, oft genug auch im Krankenhaus, rennt aber jedenfalls nicht durch die Gegend (meistens zumindest, wie der nachfolgende Kasten zeigt), plaudert Tröpfchen oder Aerosole ins Restaurant, tanzt, singt und küsst in Nachtclubs oder was auch immer. Die weitgehend oder ganz Symptomlosen mit SARS-CoV-2 tun alles das und mehr und werden so auch oft zu sogenannten »Superspreadern«.

Wenn Superspreader Krankheiten verbreiten

Superspreader spielen eine enorm wichtige Rolle bei der Verbreitung sowohl von SARS-CoV-1 als auch SARS-CoV-2. Am 4. März 2003 stirbt Liu Jianlun, Arzt eines Krankenhauses im chinesischen Heyuan. Einige Wochen zuvor hatte er sich an einem Patienten mit SARS-CoV-1 angesteckt. Da die Krankheit damals aber praktisch noch unbekannt war, hielt er seine Symptome für jene einer schweren, aber banalen Erkältung. Zwischen Ansteckung und Tod wurde der 64-jährige Oberarzt zum Superspreader, wie eine penible Nachverfolgung chinesischer Virologen später zeigte, und zwar bei seinem Aufenthalt anlässlich einer Hochzeit in Hongkong. Innerhalb von 24 Stunden infizierte er im dortigen Hotel Metropole zwölf Hotelgäste, darunter drei aus Singapur, zwei aus Kanada und einen US-Amerikaner, allesamt Geschäftsreisende, die das Virus in alle Welt trugen. Die WHO errechnete, dass nicht weniger als 4000 Fälle weltweit auf den Aufenthalt von Liu Jianlun zurückgehen – und das bei weniger als 9000 Fällen von SARS-CoV-1 insgesamt.

Ein ähnlich gut dokumentierter Fall ereignete sich auch mit SARS-CoV-2, und zwar im Frühjahr 2021 in Kalifornien. Ein Lehrer, der Mitte Mai leichte Symptome zeigte, allerdings noch keinen Test gemacht hatte, unterrichtete zwei Tage ungetestet, aber infektiös. Er hatte einige Male in der Klasse kurz den Mundschutz abgenommen, um den Kindern laut vorzulesen. Von den 24 aufgrund ihres Alters ungeimpften Schülern in der Klasse wurden zwölf durch diese kleine Nachlässigkeit eines Ungeimpften infiziert. Allein von den zwölf Kindern in den ersten beiden Bankreihen steckten sich zehn (also 80 Prozent) an. Zum Glück haben Kinder nur selten schwere Verläufe. Allerdings sind sie infektiös genug, um sehr leicht andere Familienmitglieder anzustecken.

Was aber macht Menschen zu Superspreadern? Eine spannende Frage, denn Harvard-Forscher[5] haben festgestellt, dass nur etwa 20 Prozent der Menschen für 80 Prozent des Partikelausstoßes durch Aerosole verantwortlich sind – und das in gesunden Populationen. Nach den Erkenntnissen der US-Wissenschaftler ist dafür zunächst meist eine Konstellation aus höherem Alter und Übergewicht verantwortlich. Konkret ermittelten die Forscher eine deutliche Korrelation zwischen dem Alters-Body-Mass-Index (BMI multipliziert mit Alter) und der Aerosolproduktion. Dabei reicht die

Spanne der BMI-Jahre (sozusagen das Gewichtsalter) von 200 bis 2700. Wer über 650 BMI-Jahre alt/schwer ist, der trägt signifikant mehr zur Gesamtaerosolproduktion bei. Dazu kommt bei etwa der Hälfte der überdurchschnittlich starken Aerosolproduzenten noch ein deutlich verstärkender Faktor hinzu; angenommen wird eine Barrierestörung in der Schleimhaut, die mit Lebens- und Ernährungsgewohnheiten zu tun haben könnte. Vermutlich stecken hinter dieser Störung entzündliche Prozesse im Körper und die Entzündung der Schleimhaut kommt im Falle einer Infektion noch dazu. Diese Verstärkung erhöht dann den Anteil dieser Virussuperspreader am Infektionsgeschehen noch einmal deutlich. Natürlich können junge Probanden mit Normalgewicht nach diesen Ergebnissen sowie weiterführenden Versuchen an Rhesusaffen und Grünmeerkatzen Infektionen genauso weitergeben, allerdings offenbar in der Regel nur bis zu einem geringeren Grad – wahrscheinlich selbst dann, wenn sie ebenfalls bereits eine Barrierestörung in der Schleimhaut aufweisen.

In den Experimenten der Forscher wurden jedenfalls gesunde Menschen unter 26 Jahren und einem BMI unter 22 in keinem einzigen Fall zu Superspreadern. Da aber eben auch eine gestörte Schleimhautbarriere eine Rolle spielt, wollen die Wissenschaftler aus ihren Ergebnissen nicht generell ableiten, dass Angehörige dieser Alters- und Gewichtsgruppe unmöglich zu Superspreadern werden können. Die Wahrscheinlichkeit dürfte aber wesentlich geringer sein.

SARS-CoV-1 und in einem gewissen Ausmaß auch die echte Grippe haben einen natürlichen Filter, der ihre Verbreitung bremst: die relativ rasche Immobilität und Bettlägerigkeit der an ihnen Erkrankten. Sie sind sozusagen Viren mit integrierter Maske und Social Distancing; SARS-CoV-1 eher als die Influenza, wie uns die Spanische Grippe vor gut hundert Jahren gelehrt hat. SARS-CoV-2 hingegen hat die Maske abgelegt – also mussten wir sie weltweit widerwillig anlegen. Und das Social Distancing übernahmen wir notgedrungen auch noch, weil die meisten Infizierten nicht bettlägerig waren. Das ist auch eines der größten Probleme an dieser Krankheit, die uns seit zwei Jahren so quält und die viele nur als »kleine Grippe« sehen möchten: Covid-19 verläuft in den meisten Fällen nicht besonders dramatisch, in vielen Fällen sogar völlig harmlos. Weil die Erkrankung sich allerdings genau dadurch so weit verbreitet, ist die prozentual relativ geringe Anzahl der ernsten Krankheitsverläufe in Summe dann doch wieder sehr signifikant – in bestimmten Altersgruppen und Patientenkollektiven sogar derart, dass sie selbst von hochentwickelten Gesundheitssystemen nicht mehr verkraftet werden kann.

Die gnadenlose Mathematik des Virus

Also kam, was kommen musste: Social Distancing durch Reisebeschränkungen und Lockdowns, Tröpfchen- und Aerosolreduktion durch Abstand und Maske, und das alles so rasch wie möglich. Denn schon der Corona-Wildtyp hatte, ohne Maßnahmen, eine Reproduktionszahl R0 von etwa 3, was bedeutet, dass ein Befallener im Durchschnitt drei weitere Menschen ansteckt. R0 steht nämlich nicht für einen Reproduktionsfaktor von Null, sondern für den Reproduktionsfaktor ohne jede Gegenmaßnahme, den »natürlichen« Reproduktionsfaktor oder die sogenannte Basisreproduktionszahl einer Krankheit. Bei der echten Grippe liegt diese Zahl bei 1 bis 2. Das heißt in einem vereinfachten mathematischen Modell, dass sich am ersten Tag eine Person mit der Grippe infiziert, am zweiten Tag infizieren sich zwei oder höchstens drei Personen, am dritten Tag vier oder höchstens sechs, am vierten Tag acht oder höchstens zwölf, am fünften Tag 16 oder höchstens 24, am sechsten Tag 32 oder höchstens 48, am siebten Tag 64 oder höchstens 96. Aber da sind die Patienten von Tag 1 und 2 schon wieder gesund und stecken niemanden mehr an. Die Verbreitung der Grippe schreitet also halbwegs gemächlich dahin, wird aber dennoch zu einer jährlichen Grippewelle – die 2020/2021 allerdings wegen der Covid-19-Maßnahmen praktisch ausblieb, wie wir noch sehen werden.

Wie verläuft im Vergleich die Verbreitung von SARS-CoV-2 mit einem R0 von 3 bis 6 – je nach Variante, Delta dürfte sogar jenseits von 6 liegen? Am ersten Tag gibt es einen Infizierten, am zweiten Tag drei bis sechs Infizierte, am dritten Tag neun bis 36, am vierten Tag 27 bis 216, am fünften Tag 81 bis 1296, am sechsten Tag 243 bis 7776 und am siebten Tag 729 bis 46 656. Und die zwischen 70 und 4600 Patienten, die laut Statistik mit schweren Verläufen ins Krankenhaus müssen, belegen die Betten dort etwa doppelt so lange wie die relativ wenigen hospitalisierten Influenzapatienten. Selbst beim Wildtyp hätte eine ungebremste Verbreitung ohne Maßnahmen bedeutet, dass in etwa drei Monaten rein rechnerisch und ohne Berücksichtigung einer eventuellen zufälligen Immunität die gesamte Bevölkerung Deutschlands infiziert gewesen wäre. Kein Wunder also, dass die Entscheider und ihre Berater kalte Füße bekamen, zu Recht eine völlige Überlastung des Gesundheitssystems fürchteten und etwas tun mussten, um die Infektionskurve abzuflachen, wenn sie nicht die Schuld an sehr vielen Toten tragen wollten – nicht nur durch Covid-19, sondern auch durch zahlreiche andere Krankheiten. Denn Unfallpatienten, Operierte oder Krebskranke benötigen ebenfalls Platz im Krankenhaus und oft genug auch Intensivbetten.

Das Virus neigt also tatsächlich zur »Explosion« in der Bevölkerung, und weil die Impfung als ultimativer Ausweg anfänglich noch in weiter Zukunft lag, musste schnell reagiert werden. Die paar Maßnahmen, die wirklich schnell umgesetzt werden konnten, waren striktes Social Distancing durch Lockdowns und Qua-

Tag	Influenza 1–2	SARS Wild ~ 3	SARS Delta ~ 6

Gegenübergestellt ist hier die Verbreitung der Influenza und SARS-CoV-2 ohne Gegenmaßnahmen.

rantäne (funktionieren ziemlich gut, wenn sie denn eingehalten werden), Abstandhalten und Maskentragen (funktioniert auch wirklich gut, wenn alle mitmachen und die Masken richtig sitzen) sowie Händewaschen beziehungsweise Desinfizieren (funktioniert ebenfalls hervorragend, ist aber bei SARS-CoV-2 nicht ganz so entscheidend, weil die Schmierinfektionen im Vergleich zur Übertragung durch die Luft eher eine Ausnahme als die Regel darstellen). Das war im Grunde von Anfang an rund um den Erdball die logische Strategie der Gesellschaften zur Bekämpfung der Pandemie und ist es in weiten Teilen bis heute geblieben. Wer von den zuständigen Politikern zuerst einmal abwarten wollte, ob alles wirklich so schlimm werden würde, der fiel zumindest ziemlich auf die Nase und musste dann rasch gegensteuern. Natürlich gab es jede Menge Abstufungen: Manche Gegenden sind weniger dicht besiedelt als andere, manche Länder sind Inseln (Australien, Neuseeland, Taiwan) oder Halbinseln (Skandinavien, Korea) mit wenig Transitverkehr, manche hatten gerade Sommer und länger Zeit zu reagieren und andere wiederum eine jüngere und deshalb nicht so leicht umzubringende Bevölkerung. Aber die Notwendigkeit, das Virus mit den genannten Maßnahmen einzubremsen, um eine Überlastung der Gesundheitssysteme zu vermeiden, bestand früher oder später weltweit.

Wohlgemerkt: Da wurde viel falsch gemacht, wie man anhand der Nachbetrachtung des Geschehenen weiß. Aber wenn man a priori (also bevor die Dinge passieren) wüsste, was man ex post (also nachher) weiß, dann könnte man ja auch jede Woche im Lotto gewinnen. Von der Anzahl der vermiedenen Ehescheidungen ganz zu schweigen. In Wien sagt man statt ex post oder a priori einfach: Im Nachhinein bist immer gscheiter. Nachhinein ist ein komisches

Wort, aber irgendwie treffend. Im Nachhinein weiß man auch, dass die Hoffnung auf die Wirkung der Impfungen zwar durchaus berechtigt, aber letztlich doch ein wenig überzogen war, denn Impfdurchbrüche und Mutationen verhindern, dass die Immunisierten ganz aus dem Schneider sind oder zumindest als Überträger völlig ausfallen. Eine hoch infektiöse Variante wie Delta zum Beispiel kann auch Geimpfte zu Infektionstreibern machen, weil das vorbereitete Immunsystem zwar eine schwere Infektion verhindern kann, allerdings nicht die Kontamination und Kolonisation durch das Virus. Ein infizierter Geimpfter steckt zwar wesentlich weniger Menschen an als ein infizierter Ungeimpfter, aber das Risiko ist durchaus noch vorhanden, wenn auch etwa um den Faktor 10 niedriger. Da nicht jedes Immunsystem gleich gut durch die Impfung angeregt wird, müssen manche Geimpfte sogar ins Krankenhaus, wenn auch deutlich seltener als Ungeimpfte.

Womit noch zu rechnen sein wird

In Israel, das mit den Impfungen sehr früh und zügig begonnen und im September 2021 fast exakt die gleiche Durchimpfungsrate wie Österreich hat, zeigt sich schon, welche Probleme in den folgenden Monaten auch in vielen europäischen Ländern aufkommen werden: viele Durchbruchsinfektionen, verursacht durch Delta, und ein langsam nachlassender Impfschutz. Unter den infizierten Geimpften werden viele Menschen sein, die im Krankenhaus behandelt werden müssen und in manchen Fällen, etwa bei Immunsupprimierten, sogar Intensivbetten belegen. Diese Entwicklung erklärt zum Teil auch, weshalb die ohnehin mancherorts gebremste Impfbereitschaft zwischenzeitlich fast gänzlich zum Erliegen gekommen ist. Wer das Gefühl hat, trotz Impfung erkranken zu können, rechnet oft nicht nach, um wie viel kleiner das Risiko mit Impfschutz ist als ohne. Und wenn er dann trotz Impfung die gleichen Unannehmlichkeiten (Maske, Abstand, Test, Quarantäne, Krankheit) wie ein Ungeimpfter zu befürchten hat, wenn auch mit deutlich geringerer Wahrscheinlichkeit, der wird seine Motivation zum Stich schwerer aufrechterhalten können.

Die viel beschworene Herdenimmunität werden wir also selbst mit den Genesenen an der Seite der Geimpften nicht so rasch wie erhofft erreichen können, denn die Deltavariante würde hierzu eine Immunisierung von fast 100 Prozent der impfbaren Bevölkerung (das sind in Mitteleuropa knapp unter 90 Prozent aller Einwohner) notwendig machen. Weil aber davon schon viele geimpft sind und der gar nicht so kleine Rest sich zwar nicht impfen lassen will, aber auch keine Schlechterstellung im Vergleich zu Geimpften akzeptieren möchte, und weil außerdem die getroffenen Maßnahmen immer weniger akzeptiert und seltener eingehalten werden, könnte sich diese Pandemie noch über mehrere Jahre hinziehen. Sie wird Tote und Menschen mit Langzeitfolgen hervorbringen und noch viel Leid anrichten. Aber das müsste wahrscheinlich gar nicht sein, wie Sie gleich lesen werden.

Nase – Rachen – Mund: die Blackbox der Pandemie

Da stehen wir also einigermaßen ernüchtert vor dem Resümee des Gewesenen und Seienden. Aber es lohnt sich, in ein bestimmtes Stück dieses Geschehens noch einmal wie mit einer kleinen beleuchteten Optik einzutauchen. Eine Diagnostikleuchte, wie man sie zum Beispiel benutzt, um den Nasen-Rachen-Raum oder die Nasennebenhöhlen zu untersuchen. Die Beleuchtung passt gut als Metapher, denn genau dieser Raum ist die Blackbox dieser Pandemie, also jener Raum, in dem weitgehend unbemerkt Prozesse ablaufen, die von großer Bedeutung sind. Das ist umso erstaunlicher und befremdlicher, als sich ja gerade dort die Brutstation des SARS-CoV-2-Virus findet. Dort wird man angesteckt, dort vermehrt sich das Virus in den Zellen der Schleimhaut, dort entscheidet sich, ob man wegen einer ungewöhnlich hohen Viruslast zum Superspreader wird. Dort entscheidet sich auch, ob das Immunsystem die Infektion nach Virenkontakt ganz verhindern oder früh abfangen kann oder ob man mit Luftnot im Krankenhaus oder gar auf der Intensivstation landet. Nur schaut dort keiner hin und dort wird auch nicht behandelt. Obwohl der Nasen-Rachen-Raum geradezu der Bioreaktor von SARS-CoV-2 ist, mit enormen Vermehrungsraten, lässt man das Virus dort weitgehend ungehindert sein Werk tun. Gehen wir die verschiedenen Szenarien einer Infektion mit SARS-CoV-2 einmal durch:

- **Szenario 1:** keine Symptome, kein Test, keine Quarantäne, Superspreadergefahr!
- **Szenario 2:** keine bis mittlere Symptome, kein Test, keine Quarantäne, Superspreadergefahr!
- **Szenario 3:** keine oder mittlere Symptome, Test positiv, Quarantäne wird eingehalten.
- **Szenario 4:** keine oder mittlere Symptome, Test positiv, Quarantäne wird nicht eingehalten, Superspreadergefahr!

- **Szenario 5:** mittlere oder starke Symptome, Quarantäne wird eingehalten wegen Bettlägerigkeit und Schwäche.
- **Szenario 6:** starke Symptome mit Beteiligung der Lungen, Transport ins Krankenhaus, Behandlung der Atemnot durch Sauerstoff oder Intubation auf der Intensivstation.

Was dem aufmerksamen Leser vielleicht auffällt: Eine ärztliche Intervention erfolgt erst, wenn die Lunge stark betroffen ist und oft zusätzlich das Immunsystem stark oder sogar überschießend reagiert hat und für die Schädigung verschiedener Organe verantwortlich ist. Dann wird durch die Nase Sauerstoff gegen die Atemnot eingeblasen, auf der Intensivstation invasiv, also per Intubation beatmet, Kortison gespritzt oder es werden Medikamente verabreicht, die, wie etwa Remdesivir, schwach oder vielleicht gar nicht antiviral wirken. All das kann die Ursache des schweren Verlaufs nicht mehr beeinflussen, denn die liegt ja schon in der Vergangenheit. Die Phase, in der sich das Virus in den oberen Atemwegen mehr oder weniger stark vermehrt und in der letztlich die Infektiosität des Patienten und die Schwere des Krankheitsverlaufs entschieden werden, vergeht weitgehend ohne medizinische Beobachtung oder Behandlung. Man wartet ab, ob alles »von allein« gut wird oder der Betroffene ins Krankenhaus muss, weil er zu wenig Luft bekommt. Dort also, wo man in der Frühphase die Krankheit vielleicht stoppen könnte, passiert praktisch nichts. Auf der offiziellen österreichischen Seite zu Covid-19 findet sich im Sommer 2021 dazu nicht mehr als der Satz:

> *»Personen, bei denen das neuartige Coronavirus nachgewiesen wurde, können bei milder Symptomatik zu Hause in Quarantäne behandelt werden. Die Therapie richtet sich nach den*

Symptomen und hat die Linderung von Beschwerden zum Ziel.
Die Ärztin/der Arzt kann z. B. fiebersenkende Mittel, Medika-
mente gegen Halsschmerzen etc. verordnen.«[6]

Ergibt eine »Behandlung« mit fiebersenkenden Medikamenten, die möglicherweise auch die Effektivität des Immunsystems bremsen, das in dieser Phase noch keinen Schaden anrichtet, sondern die Virusvermehrung bekämpft, Sinn? Sind schmerzlindernde Mittel, die die Symptome der Virusvermehrung leichter erträglich machen, die richtige Wahl? Das Bremsen der Virusvermehrung und damit die Verringerung der Infektiosität selbst ist in dieser Phase jedenfalls kein Thema, obwohl es dazu eigentlich gute und einfache Möglichkeiten gibt, ja sogar erprobte Methoden und Substanzen am Markt sowie ganz neue, wahrscheinlich revolutionäre Ansätze.

Damit könnte man im Nasen-Rachen-Raum zwei Hornissen mit einer Klappe schlagen: Eine Infektion wird nämlich nicht durch ein einzelnes Virus ausgelöst, es bedarf in der Regel schon einer gewissen Viruslast, um krank zu werden. Um die Körperzellen zu befallen, müssen die Viren die Immunbarriere überwinden, und das ist nicht ganz leicht. Die genaue Zahl der benötigten »Angreifer« variiert von Patient zu Patient – je nach Immunstatus. Als Richtwert gelten aber etwa 500 Viren. Mit jedem Virus, das man rechtzeitig entfernt, unterstützt man den Körper im Kampf gegen die Infektion. Eine reduzierte Viruslast führt überdies dazu, dass schwere Verläufe unter Umständen vermieden werden, und vor allem auch dazu, dass die Infektiosität der Befallenen – also die Ansteckungsgefahr für alle anderen – deutlich geringer wird. Das würde genauso zu einer Entlastung des Gesundheitssystems

und einer Eindämmung des Infektionsgeschehens führen wie das
Verhindern der Ansteckung durch Abstand, Maske und Lock-
downs. Stattdessen passiert in dieser entscheidenden Phase in
den allermeisten Fällen schlichtweg gar nichts, außer dass die Infizierten – auch in Quarantäne – pro Tag rund 20 000-mal ein
Luft-Viren-Gemisch aus Nase und Mund in ihre Lunge einsaugen.
Nicht immer hält die Lunge das aus, ohne von der Krankheit in
Mitleidenschaft gezogen zu werden. Dass der Anteil der schweren
Verläufe trotzdem zum Glück nicht besonders hoch ist, hat vermutlich damit zu tun, dass das Virus die etwa 33 Grad Celsius, die
im Nasen-Rachen-Raum herrschen, wesentlich gemütlicher und
romantischer findet als die mindestens 37 Grad in der Lunge, bei
denen es sich deutlich schwächer vermehrt, wie Laborexperimente von Schweizer Forschern[7] belegen.

Warum ein »altes« Immunsystem die Jungen schützt

Wie entscheidend die oberen Atemwege für die Entwicklung der Krankheit auch auf individueller Ebene sind, zeigen
jüngste Forschungen, die der Frage nachgingen, warum
Kinder nur selten schwer erkranken, obwohl sie eine ähnlich
hohe Viruslast aufweisen wie ältere Personen und im Haushalt besonders oft Familienmitglieder anstecken. Ein Team
der Berliner Charité veröffentlichte im Sommer 2021 eine
Studie,[8] in der untersucht wurde, warum die Virusabwehr bei
Kindern deutlich besser funktioniert als bei Erwachsenen.

Dazu wurden 42 Kindern, von denen ein Teil gesund, ein Teil aber infiziert war, sowie einer entsprechenden Vergleichsgruppe mit 44 Erwachsenen Zellen der Nasenschleimhaut entnommen. Es stellte sich heraus, dass genau dort, in der Nase, die Grundaktivität der Abwehrzellen des Immunsystems bei den jungen Probanden deutlich höher war. Bei der Analyse der Genaktivität in den Zellen zeigte sich, dass bei den Kindern eine Art Frühwarnsystem im Einsatz war. Die sogenannten Mustererkennungsrezeptoren sind, vereinfacht gesagt, später wichtig für die rasche Bildung des wichtigen Botenstoffs Interferon, eines antiviralen Eiweißstoffs. Das liegt daran, dass im Immunsystem von Kindern die »alten«, also im Laufe der Evolution entstandenen Abwehrmechanismen, im Vordergrund stehen, die sich schon bei primitiven Lebensformen oder sogar Pflanzen finden. Diese arbeiten vor allem in Geweben wie den Schleimhäuten, die ja auch »alte« Erfindungen der Evolution sind. Erst im späteren Verlauf des Lebens entwickelt sich das »modernere« Immunsystem des Menschen, das durch durchgemachte Infektionen

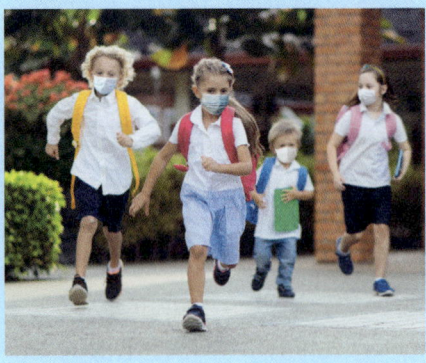

Kinder haben noch ein »altes« Immunsystem und sind deshalb deutlich widerstandsfähiger gegen SARS-CoV-2 als Erwachsene.

lernt und immer spezifischer auf Krankheitserreger reagieren kann.

Bei einem neuen Erreger wie SARS-CoV-2, den das Immunsystem nicht gut kennt, sind dem modernen Teil der Abwehr dadurch zunächst ein wenig die Hände gebunden. Daher kann sich das Virus bei Erwachsenen leichter als bei Kindern in anderen Teilen des Körpers, wie etwa der Lunge oder den Gefäßen, verbreiten, bevor dann der modernere, langsamere, lernende Teil des Immunsystems reagiert – und das dann oftmals ziemlich panisch. Infolgedessen kommt es zu überschießenden Reaktionen und besonders schweren Verläufen, bei denen das Virus weniger eine Rolle spielt als der Zytokinsturm, also eine überschießende Entzündungsreaktion des Abwehrsystems. Weil bei Kindern aber der »alte« Teil des Immunsystems noch dominanter ist, der vor allem auch im Nasen-Rachen-Raum aufpasst, erfolgt die Virusbekämpfung bei den Kindern bereits in einer früheren Phase und sie überstehen die Infektion in der Regel viel besser als ältere Menschen.

Die Erkenntnisse über den Krankheitsverlauf bei Kindern sind ein weiterer Beleg dafür, dass das Virus am besten im Nasen-Rachen-Raum an seiner Vermehrung gehindert werden sollte. Das tut man aber in der Regel nicht und lässt das Virus da oben in Ruhe arbeiten, ungestört von jeder medizinischen Intervention gegen die Krankheit. Abgesehen von der Quarantäne natürlich – aber die passiert kaum irgendwo lückenlos, oft sogar extrem schlampig und hat im Grunde keinen Einfluss auf den Krankheitsverlauf, sondern bestenfalls auf die Verbreitung. Wenn Quarantäne und

Social Distancing jedoch nicht funktionieren und dann noch die verwendeten Impfstoffe nicht gut genug wirken, dann stehen wir wieder fast am Anfang. Richtig haarig wird die Sache spätestens dann, wenn eine neue Virusvariante auftauchen sollte, die das *immune escape* gut beherrscht, also den Schutz durch Impfung oder überstandene Krankheit umgehen kann.

Warum also wird die Virusvermehrung nicht einfach dort bekämpft und eingedämmt, wo sie vor allem passiert, nämlich zwischen Scheitel und Kehlkopf? Gute Frage, einfache Antwort: weil erstens Hygienemaßnahmen im Nasen-Rachen-Raum kaum propagiert und deshalb kaum eingesetzt werden, obwohl es Mittel gäbe, die dort erfolgreich wirken, und zweitens nicht genug Gesundheitspersonal verfügbar ist, um die vielen positiv Getesteten, egal ob mit oder ohne leichte bis mittlere Symptome, in dieser Phase zu behandeln oder auch nur zu betreuen. Die Menschen sind nach der derzeitigen Strategie in der Quarantäne – wenn sie denn eingehalten wird – abgeschottet von anderen, sie gehen nicht zum Arzt, kein Arzt kommt zu ihnen, sie bekommen keine antivirale Behandlung und der weitere Verlauf liegt in Gottes Hand, wenn man daran glauben will.

Man kann also zu Recht sagen, dass der Nasen-Rachen-Raum die Blackbox dieser Pandemie ist, obwohl genau dort viele unterschätzte Virenkiller ihr schützendes Werk tun könnten, wenn man sie einfach selbst anwenden würde – so auch die Theorie eines Mannes, den wir jetzt kennenlernen.

Der Mann muss ein Spinner sein

Der Mann muss ein Spinner sein. Das wäre wohl mein erster Gedanke gewesen, wenn ich ohne jedes Vorverständnis aus dem Mund von Michael Winter gehört hätte, dass er ein extrem simples Heilmittel gegen SARS-CoV-2 gefunden hat. Genau das behauptet er nämlich. Ein Wiener Trainer für Neuro-Linguistisches Programmieren (NLP), Anfang 50, mit akademischem Grad zwar, aber ohne einschlägiges naturwissenschaftliches Studium. Er verfügt allerdings über eine Ausbildung zum Schamanen und hat in Österreich sogar eine eigene schamanistische Richtung mit asiatischen Einflüssen etabliert. Daraus naturwissenschaftliche Expertise abzuleiten, gelingt eher über gedankliche Umwege. Dazu ist er noch Inhaber eines Gewerbescheins als »Energetiker«, das ist ein in Österreich rätselhafterweise von der Wirtschaftskammer anerkannter Berufsstand, mit dem viel Schindluder getrieben wird. Energetiker ist ein freies Gewerbe, das keinen Befähigungsnachweis erfordert, deshalb haben viele Energetiker keinerlei Ausbildung, andere haben ein paar Wochenendseminare absolviert, und trotzdem gerieren sich dann die meisten als eine Art feinstofflicher Psychotherapeut.

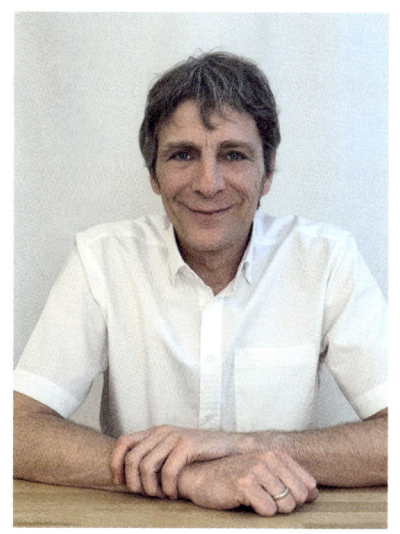

Michael Winter ist die antivirale Muse für manche Wissenschaftler und eine wichtige Inspiration für dieses Buch.

Im Grunde ein Skandal, der nicht nur kritischen Medizinjournalisten, sondern seit Jahren allen skeptischen, wissenschafts- oder medizinaffinen Menschen die Nackenhaare in die Höhe treibt.

Ich bin ein kritischer Medizinjournalist, skeptisch bis knapp an den Rand der Sturheit und nach gründlicher Recherche geimpft sowie seit weit über einem Jahr mehr als genug beschäftigt mit dieser Krankheit, die die Welt seither im Griff hat. Ich habe erste Reihe fußfrei die anfängliche Hilf- und Ratlosigkeit der Wissenschaftler und Politiker erlebt, ich wurde von ihnen maskiert und downgelocked. Das habe ich akzeptiert, weil es nötig war und die Entscheider schlicht und ergreifend zumindest bis zur Impfung keine besseren Möglichkeiten hatten, um zu verhindern, dass unser Medizinsystem zusammenbricht, weil sich zu viele Risikopatienten anstecken (Grafik Seite 26). Und ich habe natürlich als Medizinjournalist auch hautnah mitbekommen, wie intensiv die Forschungsanstrengungen der Wissenschaft in diesen beiden Jahren waren – und das noch dazu rund um den Erdball.

Und jetzt sagt da einer, der nicht vom Fach ist, dass diese Zumutung für ein paar Cent pro Tag mit einem Aufwand von wenigen Minuten entscheidend gebremst werden kann? Der Mann muss ein Spinner sein. Keine Zeit für so einen Blödsinn verschwenden, denkt sich ein selbstständiger Journalist in solchen Momenten üblicherweise, das kann ich mir nicht leisten.

Der Tipp aus der Wissenschaft

So wäre es wahrscheinlich gekommen, ich hätte mich Michael Winter wohl nicht weiter gewidmet, wenn ich diese Worte ohne jede Vorwarnung aus dem Mund des drahtigen Mannes mit dem warmen, freundlichen und trotzdem ganz leicht stechenden Blick gehört hätte. Aber so war es nicht, denn ich habe von diesem Mann zum ersten Mal gehört, als ich im Frühjahr 2021 für den ORF an einer Dokumentation recherchiert habe. Thema waren Hygienemaßnahmen, die in der Hitze und Eile der Pandemie zu kurz gekommen sind – unterschätzte Virenkiller eben. Spezielle Luftfilter, Desinfektion mit Ultraviolettstrahlung, Nasensprays, Gurgellösungen und Zahnpasten, die allesamt wahrscheinlich geeignet sind, den Kampf gegen das Coronavirus bis zu einem gewissen Grad zu unterstützen. Da ahnte ich noch nicht, wie hoch dieser gewisse Grad sein würde. Für diese Dokumentation also telefonierte ich mit dem Mikrobiologen Wilfried Posch im schönen Innsbruck, den wir später noch kennenlernen werden. Er hatte gerade Laborexperimente mit einer Mundspüllösung gemacht, die ein bestimmtes Desinfektionsmittel enthielt (später alles dazu), und dabei bemerkt, dass – zumindest im Labor – das SARS-CoV-2-Virus dadurch extrem stark reduziert wird.

In schönstem Tiroler Dialekt empfahl mir Professor Posch zum Abschluss unseres Gesprächs ganz nebenbei, vielleicht doch einmal mit einem gewissen Herrn Winter zu sprechen, denn der wäre gerade dabei, die Forschung in diese Richtung zu lenken. Nachfragen meinerseits: Ein Arzt, Forscher, Mitarbeiter eines Medizinunternehmens? Nein, lautete die Antwort. So eine Art Patient, erklärte der Innsbrucker Professor kryptisch und gab mir die

Nummer des »Herrn in Wien«. Als dann gerade kein wichtigeres Telefonat anstand, rief ich diese rätselhafte Muse der antiviralen Forschung an mit der Attitüde, dass dieses Gespräch wahrscheinlich nicht besonders wichtig sein würde, aber halt irgendwie gemacht werden müsse.

Und dann sagte die Muse tatsächlich bald nach Beginn unseres Telefonats diesen Satz: »Ich bin überzeugt, ein Heilmittel gegen SARS-CoV-2 gefunden zu haben.« Trotz meiner von Offenheit und Neugier getragenen Beschäftigung mit dem Thema prinzipiell und obwohl der Kontakt von einem völlig seriösen Innsbrucker Wissenschaftler hergestellt worden war, läuteten bei mir alle journalistischen Alarmglocken. Aber wegen der Tangente zur Wissenschaft vielleicht ein wenig leiser, als es scheinbar angemessen gewesen wäre. Dazu kommt, dass der Mann zumindest am Telefon nicht wie ein Spinner wirkte. Leise, vorsichtig formulierend, seine Worte abwägend – aber auch wieder nicht so viel, dass ich den Eindruck gewann, das passiere aufgrund einer versteckten Agenda oder einer Unsicherheit, die aus Inkompetenz oder gar Ahnungslosigkeit herrührt. Ich habe im Laufe der Jahrzehnte eine große Sensibilität für diese Dinge entwickelt. Nein, der Mann schien wirklich zu wissen, wovon er sprach, und so wurde es ein langes Telefonat, an dessen Ende ich dachte, dass der Mann möglicherweise doch kein Spinner sein könnte, zumindest prinzipiell nicht, auch wenn er in dieser Sache wahrscheinlich auf dem völlig falschen Dampfer saß. Weil ich zumindest ein Stück weit an meine Menschenkenntnis und mein Bauchgefühl glaube, wollte ich den Mann persönlich treffen, und weil ich noch dazu ein wenig unter Zeitnot litt, er auch als Spinner oder Irregeleiteter für meine Doku irgendwie hätte brauchbar sein können und zufällig ein halber Drehtag demnächst mit Arbeit zu füllen war, machte ich mich wenige Tage nach unserem Telefonat mit einem Kamerateam auf den Weg, um Michael Winter zu interviewen.

Als wir die Beratungspraxis der Muse erreichten und gerade unsere Masken aufsetzen wollten, wurde die Tür geöffnet und uns nacheinander ein weißes Sprühfläschchen vor die Nase gehalten. »Augen zu«, lautete die knappe, unwiderstehliche Anweisung, bevor ein Sprühstoß in das jeweilige Gesicht erfolgte. Dann: »Mund auf«, und der Sprühstoß ging bis nach hinten an den Rachen. Die Prozedur war richtig gespenstisch und eigentlich geeignet, jedes negative Vorurteil über Michael Winter, das in meinem Hinterkopf kreiste, zu bestätigen. Kameramann und Tonassistent waren zu Recht einigermaßen genervt durch das Besprühen, ich ertrug es mannhaft und lächelnd im Dienste des investigativen Journalismus. Immerhin bot uns der Mann danach einen Kaffee an, das mögen Kamerateams und Journalisten immer gern, und das stimmte uns ein wenig milder. Das Interview, das wir danach führten, dauerte eine Stunde und rückte den ersten Eindruck, den ich vom Angreifer mit Sprühflasche zunächst gewonnen hatte, einigermaßen zurecht. Einerseits, weil

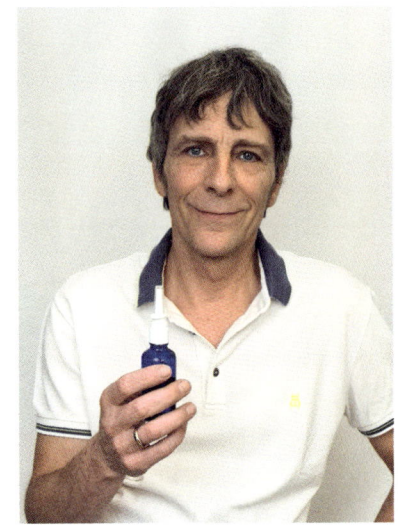

Michael Winter mit einem Desinfektionsmittel in einem Sprühfläschchen als Versuchskaninchen seiner selbst.

er den »Beruf« des Energetikers ohnehin nicht wirklich ausübte, sondern sein Geld auf anständige Weise verdiente. Andererseits aber hatte, wie sich herausstellte, die Story mit dem Heilmittel gegen SARS-CoV-2 nicht nur eine längere Vorgeschichte, sondern auch Hand und Fuß – obwohl sie sich zur Gänze in der Nasen-Rachen-Region abspielt. Nach diesem Gespräch setzte sich trotz aller Skepsis in meiner journalistischen DNA in meinem Hinterkopf statt Vorurteilen langsam ein ganz leiser Verdacht fest, eingehüllt in eine dicke Zweifelhülle. Könnte es tatsächlich sein, dass dieser Mann in einem Anfall von laienhafter Genialität im Selbstversuch so etwas wie einen Gamechanger dieser Pandemie gefunden hat? Und das noch dazu auf eine ursprünglich geradezu brachiale Art? Die nackten Fakten waren jedoch zunächst nicht unbedingt geeignet, diese These zu stützen.

Extrem vereinfacht gesagt, traktiert dieser medizinische Laie schon seit Jahren seine oberen Atemwege auf verschiedene Arten mit einem sehr speziellen Desinfektionsmittel und hat damit nach eigenen Angaben bei sich selbst, aber auch bei anderen, wie wir sehen werden, Erfolge beobachten können, die ihn sicher sein lassen, dass diese im Kern recht simplen Prozeduren gegen SARS-CoV-2 und andere respiratorische Viren eine sensationell starke Wirkung entfalten. Persönliche Erfahrungen sind für seriöse Wissenschaftsjournalisten zwar oft spannend, grundsätzlich aber immer fragwürdig. Nur große Geister mit viel Wissen sind in der Lage, den Bogen von der persönlichen Erfahrung zu allgemein gültigen Aussagen zu spannen. Kleine Geister verallgemeinern das Persönliche unreflektiert – wie viele Erfahrungen im Zuge der Pandemie lehren – und kommen dadurch in Teufels Küche. Zu welcher Sorte Geist Michael Winter gehört, konnte ich zu Beginn der

Recherche nicht abschätzen. Er war jedenfalls davon überzeugt, dass die antiseptische Strategie für den Nasen-Rachen-Raum im Laufe der Pandemie zu Unrecht vernachlässigt worden sei und in Wahrheit die perfekte Ergänzung zu Impfung, Infektionsschutz und Spitalsbehandlung darstellen könnte. Das zumindest passte zu der Arbeit, die ich gerade machte.

Im Verlauf dieses Buchs werde ich Ihnen die angedeutete Substanz, Michael Winters Methode und den Mann selbst noch ganz genau vorstellen. Obwohl ich Ihnen das hier verrate, wäre es jedoch wirklich klüger, nicht vorzublättern, sondern das Buch der Reihe nach durchzulesen, um sich selbst ein Bild zu machen. Ginge es um Geld und Auflage, dann könnte mir das egal sein, denn gekauft ist dieses Buch ja schon. Aber so wie Michael Winter, der, wie die weitere Recherche zeigte, als forschender Laie keine pekuniären Interessen hat und sein Geld auf ganz andere Art erfolgreich verdient, geht es mir vor allem darum, dass möglichst viele Menschen erfahren und verstehen sollen, was sie möglicherweise selbst tun können, und genug Entscheidungsgrundlage haben, um zu handeln. Der Weg dorthin führt ausgehend von der scheinbar kruden Idee eines Do-it-yourself-Experten hinein in spannende Wissenschaftswelten, die ich in meiner Recherche durchquert habe, und wieder zu ihm zurück. Keine Angst, dieser Weg wird Sie sicher nicht langweilen.

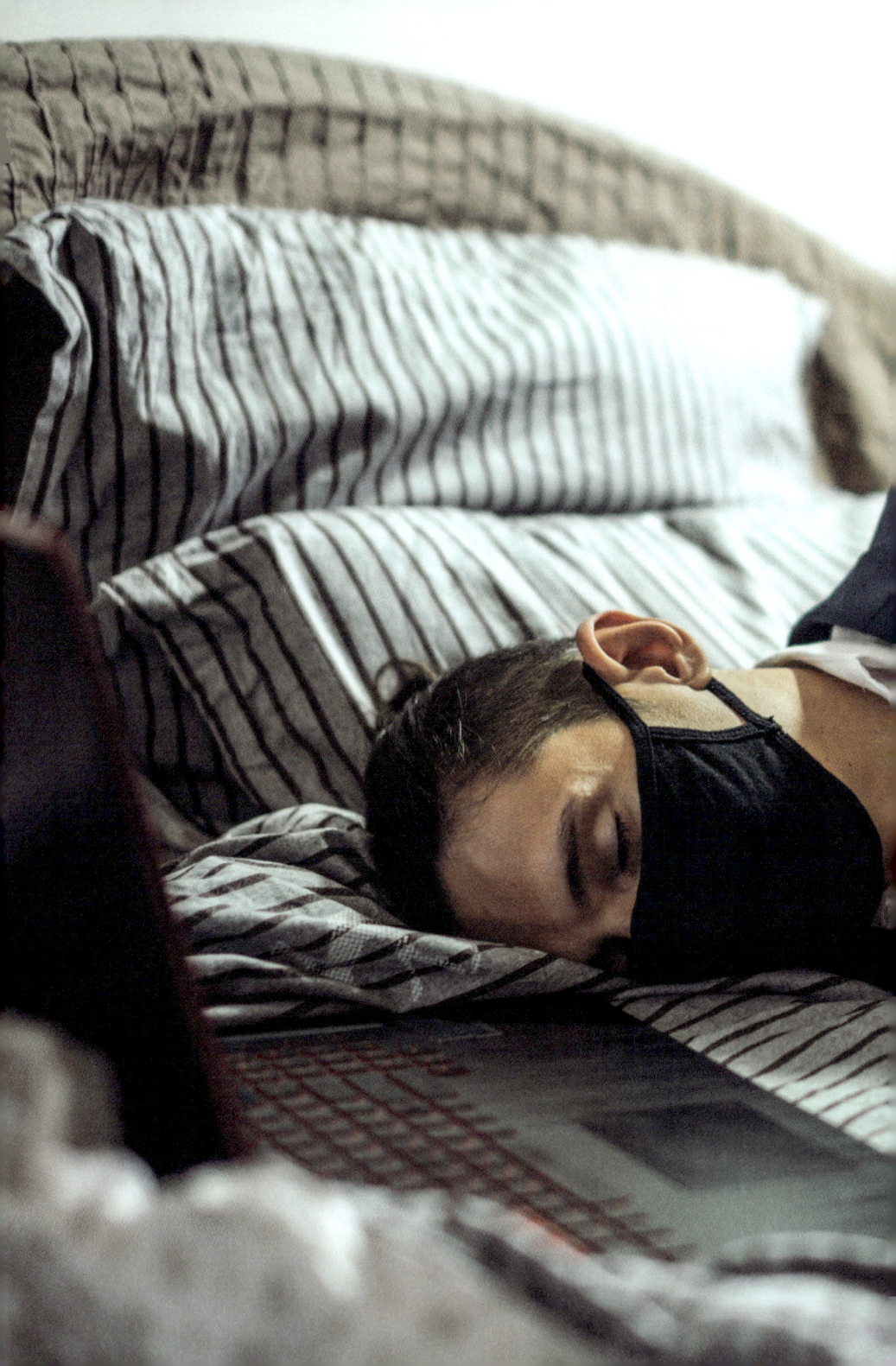

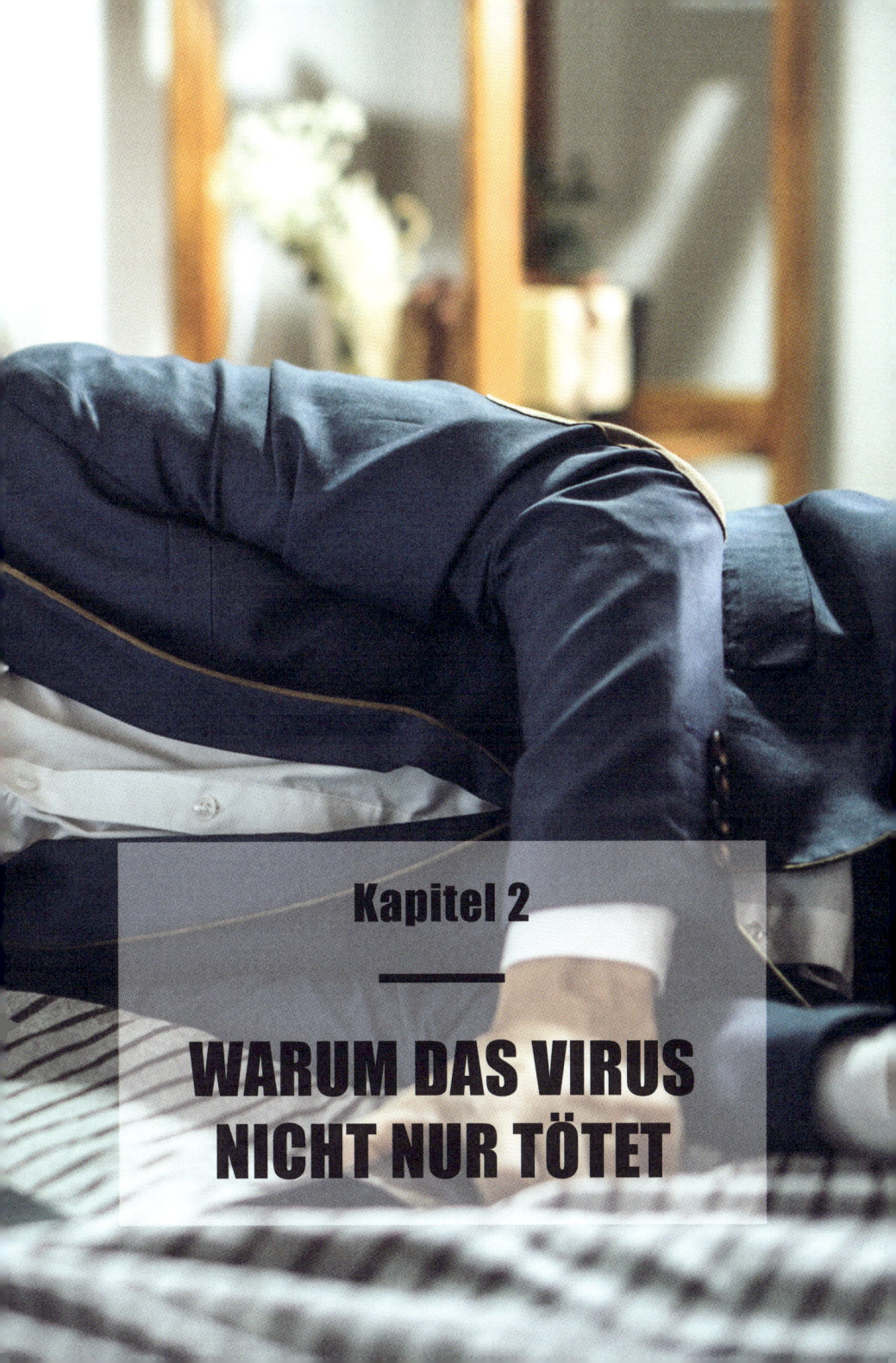

Kapitel 2

—

WARUM DAS VIRUS NICHT NUR TÖTET

Abseits der Intensivstation – die tragischen Schicksale von Erkrankten

Bevor wir einschätzen können, was die wirklich unterschätzten Virenkiller sind, und vor allem, warum sie unterschätzt wurden, müssen wir uns mit den tatsächlich in dieser Pandemie eingesetzten Virenkillern beschäftigen. Zuvor sollten wir auch einen Blick darauf werfen, was diese Pandemie jenseits von Todeszahlen und Intensivstationen an Leid und Elend anrichtet. Das zu verstehen, ist wichtig, um zu sehen, dass Todesfälle und schwere Verläufe zu vermeiden nicht das einzige Ziel einer Infektionsbekämpfung sein darf. Denn eine sehr große Zahl an Erkrankten landet nach einer Infektion mit SARS-CoV-2 nicht im Krankenhaus oder auf der Intensivstation, sondern schlicht und einfach in einem »postviralen Lockdown«, wie es eine Betroffene ausgedrückt hat. Für sie endet Covid-19 weder mit dem Tod noch mit einer Genesung, sondern mit einer chronischen Erkrankung, die das Leben zerstören kann.

Ich gestehe an dieser Stelle, dass der folgende Abschnitt ein wenig länger geraten ist, als vorgenommen. Da spielt einerseits meine ganz persönliche Betroffenheit eine Rolle, andererseits aber auch mein Respekt vor den Menschen, die nicht nur bereit waren, mir von ihrem unerhörten Leid zu erzählen, sondern auch eine große Hoffnung damit verbinden, dass ihre Geschichten veröffentlicht werden. Kürzungen sind mir deshalb noch nie so schwergefallen wie im folgenden Abschnitt.

Wer von ihnen, geneigte Leser, schon ungeduldig auf die genauere Beschreibung der unterschätzten Virenkiller wartet, der muss entweder vorblättern oder aber noch ein wenig Geduld haben und sich die gar nicht gemütlichen Geschichten jener Menschen zu Gemüte führen, die von den unterschätzten Virenkillern vielleicht am meisten profitiert hätten. Die kommenden Seiten bieten deshalb noch keine frohen Botschaften aus der antiviralen Forschung, sind aber trotzdem für jeden, der ein Herz hat, sehr spannend, wenn sie auch eher einem Horrorfilm ähneln als einem Wissenschaftskrimi.

Lange vor diesem Buch und sogar schon lange vor Ausbruch der Covid-19-Pandemie habe ich mich mit dem Long- beziehungsweise Post-Covid-Syndrom beschäftigt. Nur gab es diese Langzeitfolge von Covid-19 damals noch gar nicht, oder besser gesagt, sie trug einen anderen Namen. Denn das vielfältige Symptombild einer postviralen Erschöpfung, auch Fatigue genannt, kennt die Medizin schon sehr lange. Vermutlich litt sogar schon die Begründerin der modernen Krankenpflege, Florence Nightingale, darunter, die die letzten Jahrzehnte ihres Lebens ohne medizinisch fassbaren Grund im Bett verbrachte. Seit etwa 1955 ist dieses fatale Leiden unter verschiedenen Bezeichnungen wissenschaftlich beschrieben, die gängigste lautet ME/CFS.

In der Bezeichnung ME/CFS steckt übrigens auch die ganze Ratlosigkeit der Ärzte und Wissenschaftler. Denn ME steht für Myalgische Enzephalomyelitis. Dieser Begriff stammt von einem englischen Arzt, der die vermeintliche Infektionskrankheit 1955 so nannte, weil dabei irgendwie auch die Nerven und das Gehirn in Mitleidenschaft gezogen werden. Eine exakte Beschreibung des Krankheitsbilds ist das genauso wenig wie die zweite Hälfte des Kürzels CFS, das für *Chronique Fatigue Syndrome* steht, also

Chronisches Erschöpfungssyndrom. Das passt zwar eher zum Gesamtzustand der Betroffenen, also etwa Patienten mit Long-/Post-Covid, ist aber ebenfalls sehr unscharf, weil zum Beispiel auch Krebspatienten unter CFS leiden, obwohl dort Hintergrund und Verlauf der Krankheit völlig anders sind.

Die Ursache der Krankheit ist weitgehend ungeklärt. Man weiß nur, dass sie in der Folge von Infektionen, zumeist mit Viren, auftreten kann. Das kann eine Grippe sein, eine simple Herpesinfektion (Fieberblasen), sehr oft das extrem weitverbreitete Epstein-Barr-Virus (EBV) – die Liste ist lang und seit 2020 durch Covid-19 noch ein Stück länger. Ich nenne das Phänomen hier immer wieder auch postvirale Erschöpfung, weil diese Bezeichnung wohl am einleuchtendsten und eingängigsten trifft, worum es bei diesem Krankheitsbild geht.

Bella, die erschöpfte Sportlerin und die fehlenden Millionen

Seit Beginn der Pandemie ist die Zahl der von einer postviralen Erschöpfung Betroffenen durch die weltweite Verbreitung und die vielen mit SARS-CoV-2 Infizierten extrem angestiegen. Die Infektion selbst, sei es mit SARS-CoV-2 oder einem anderen Erreger, verläuft oft nicht einmal schwer, manchmal bleibt sie sogar unbemerkt. Wird sie diagnostiziert, machen die Patienten zunächst durchaus Fortschritte bei der Genesung, bevor die Erschöpfung zuschlägt – und zwar in einer Art und Weise, die extrem erschreckend ist. Ich habe diesen Schrecken bereits im Jahr 2010, also zehn Jahre vor Corona, aus der Nähe kennengelernt durch das

Schicksal einer jungen Volleyballerin. In meinen Zwanzigern war ich ein durchaus ernstzunehmender Leistungssportler in dieser Sportart und nach Beendigung meiner aktiven Karriere betreute ich eine Zeit lang Jugendmannschaften, unter anderem auch vielversprechende Talente aus dem Mädchensport, der damals durch die österreichische Schülerliga stark gefördert wurde. Ich war sehr stolz, als einige meiner Schützlinge den Weg in die Nationalmannschaft fanden, darunter ein besonderes Talent, das wir hier zum Schutz ihrer Privatsphäre Bella nennen wollen.

Bella war nicht nur enorm begabt, sondern hatte zudem eine ganz besondere Energie. Diese Energie führte dazu, dass sie als Sportlerin höchst erfolgreich war und mehr als 50 Länderspiele absolvierte. Darüber hinaus reüssierte sie auch im beruflichen Bereich und leitete irgendwann die PR-Abteilung eines großen heimischen Unternehmens. In wechselnden Abständen traf ich mich mit meinen ehemaligen Schützlingen, von denen die weiblichen allesamt bemerkenswerte junge Frauen geworden waren. Bella war stets die bemerkenswerteste von allen. Nach der Jahrtausendwende erschien Bella jedoch bei einem der Treffen nicht, niemand wusste genau warum, vielleicht ein toller Job im Ausland? Eine große Liebe auf einem anderen Kontinent? Wir spekulierten und lachten dabei, machten uns aber wohl auch ein wenig Sorgen. Einige Wochen später traf ich auf der Straße ganz zufällig Bellas Mutter, die ich kannte, weil sie ihre Tochter immer zum Training gebracht hatte, und nutzte die Gelegenheit, um zu fragen, wo Bella denn geblieben sei, was sie so trieb und wo sie lebte. Die Mutter wirkte irritiert oder erschüttert, ich konnte das in diesem Moment nicht genau einordnen, jedenfalls bemerkte ich zweifelsfrei, dass ihre Augen feucht wurden, und fragte, ob etwas Schlimmes passiert sei. Etwas sehr Schlimmes, sagte sie, wollte aber nichts Genaueres erzählen – zumindest nicht ohne ihre Tochter (sie lebte also wenigstens noch!) gefragt zu haben, ob sie mir das Schlimme erzählen dürfe. Ich hinterließ meine Nummer und wartete. Es dauerte etliche Wochen, in denen ich immer wieder an Bella dachte und alte Fotos hervorkramte, bis mich Bellas Mutter anrief und mir berichtete, was ihrer Tochter widerfahren war.

Was ich in den nächsten Minuten und später dann bei persönlichen Treffen mit Bella erfuhr, schockierte mich. Die junge Frau, Ende 20 damals, ist eine von Zigtausenden in Österreich, Hunderttausenden in Deutschland, Millionen in Amerika, Zigmillionen weltweit, die nach einer scheinbar harmlosen Infektion dauerhaft aus dem normalen Leben gerissen werden. Das ist nicht übertrieben, denn die Ex-Sportlerin muss einen Großteil ihrer Tage in den eigenen vier Wänden verbringen, die schlechteren sogar im Liegen, weil selbst Sitzen zu viel Kraft kostet. Diese Erschöpfung hatte um die Weihnachtszeit des Jahres 2008 – lange vor Covid-19 also – ganz plötzlich begonnen, wie die Schwäche im Zuge einer schweren Grippe, allerdings ohne andere Symptome. Die Ärzte, von denen Bella im Laufe der Zeit viele nacheinander konsultierte, fanden trotz zahlreicher Untersuchungen nichts Handfestes, außer ein paar Auffälligkeiten an Blutwerten, die mit dem Immunsystem zu tun hatten, neurologischen Ungereimtheiten und Problemen mit der Kreislaufregulation, die sie nicht zuordnen konnten. Gesunde Ernährung, genug Bewegung, ein wenig Geduld, das wird schon wieder, sagte man ihr damals. An deutlich besseren Tagen, die es selten, aber doch auch immer wieder gab, versuchte Bella deshalb am Anfang noch, ihren Zustand durch Aktivität, Bewegung und Sport, der ja schließlich immer Teil ihres Lebens gewesen war, zu verbessern und die Abwärtsspirale, in der sie sich befand, da sie tendenziell immer schwächer wurde, in eine Aufwärtsspirale zu verwandeln.

An sich war dieser Ansatz richtig, denn da ich nicht nur selbst bewegungsaffin bin, sondern mich als Journalist auch beruflich seit Jahrzehnten mit der gesundheitlichen Wirkung von Bewegung beschäftige, weiß ich, dass Bewegung ganz eindeutig eines der stärksten verfügbaren Heilmittel ist. Zwar wirkt sie nicht immer in der Akutphase etwa einer Grippe oder unmittelbar nach Knochenbrüchen, praktisch aber immer, wenn es darum geht, die beginnende Rekonvaleszenz zu beschleunigen, damit es rasch wieder aufwärtsgeht. Manche ernste Krankheit wie etwa Diabetes lässt sich in der Frühphase mit einer Kombination aus Ernährungsumstellung und vor allem viel Bewegung sogar heilen. Die postvirale Erschöpfung ist hier die große Ausnahme, und das Resultat der tapferen Anstrengung von Bella war fürchterlich. Denn bei dieser immer noch rätselhaften Erkrankung führt jeder auch nur minimal übertriebene Energieaufwand unweigerlich zu einem Crash, wie die Betroffenen das nennen. Die Wissenschaft bezeichnet ein solches Ereignis vollmundig als Post-Exertional Malaise. Malaise jedenfalls passt gut, denn jede auch nur leicht überfordernde Anstrengung führt zu einem Zusammenbruch, der nicht nur in noch größerer Erschöpfung endet, sondern später auch in Zuständen, wie ich sie bei einem meiner Besuche erlebt habe.

Bella, die in einem ruhigen, mit Jalousien abgedunkelten Raum lag, begann nach einer halben Stunde Gespräch mit mir, das sie ohnehin immer wieder wegen bleierner Müdigkeit unterbrechen musste, am ganzen Körper zu zittern, wand sich in Krämpfen und konnte gar nicht mehr sprechen. Wer so wie ich diese junge Frau einst als Gesunde erlebt hatte, energiegeladen, glücklich, lebensfroh, der konnte gar nicht anders, als bis ins Mark erschüttert zu sein angesichts dieses Elends. Und das war ich auch. Die Rätselhaftigkeit und vor allem diese Fallhöhe an Schicksal trieben auch mir die Tränen in die Augen – und ich weine ansonsten fast nur im dunklen Kino. Als Journalist hat man unter anderem die Bewältigungsstrategie der Recherche zur Verfügung, also begann ich sofort damit, um das alles besser verarbeiten zu können.

Obwohl ich mich für einen ziemlich gut informierten Medizinjournalisten halte, hatte ich bis zu diesem Zeitpunkt noch nie etwas von dieser Art der postviralen Erschöpfung gehört. Aus persönlicher Betroffenheit und professioneller Neugier heraus vertiefte ich mich in das Thema und stieß auf einen fast unsichtbaren Horror, den vor allem jüngere Menschen und deutlich mehr Frauen als Männer erleben, und das in einer erschreckend hohen Zahl.

Millions Missing

»Millions Missing« heißt die weltweite Awareness-Kampagne der meist nicht ganz so schwer Betroffenen. Eine von ihnen hat 2017 eine fantastische und berührende Dokumentation über ihr eigenes Schicksal namens »Unrest« gedreht. »Millions Missing« ist eine internationale Bewegung, die auf das Schicksal von ME/CFS-Betroffenen aufmerksam machen möchte. Die »millions« stehen einerseits für die weltweit Millionen von Menschen, die durch diese rätselhafte Erkrankung aus dem Leben gerissen wurden, und andererseits für die Millionen an fehlenden (missing) Forschungsgeldern, weil das Leiden zu wenig Aufmerksamkeit bekommt. Das liegt auch daran, dass die Patienten quasi aus der Öffentlichkeit verschwinden, wie vermisste Personen, deren Schicksal niemand kennt.

Gegründet wurde »Millions Missing« 2016 in Los Angeles. Die Kampagne möchte den Betroffenen ein Sprachrohr sein, weil ihre Stimmen zu schwach und ihre Fähigkeit, sich bemerkbar zu machen, so sehr beschränkt ist, dass kaum jemand ihr Schicksal wahrnimmt. Jedes Jahr am 12. Mai, dem internationalen Tag für ME/CFS, gibt es über den ganzen Erdball verteilt Aktionen wie in langen Reihen aufgestellte Schuhe, die für die Menschen stehen, die in ihren Räumen und Betten niemand sieht und die diese Schuhe oft gar nicht mehr anziehen können oder gar benötigen, weil sie ihre vier Wände nicht verlassen können.

Ein Chamäleon unter den Krankheiten

Das nicht nur von »Millions Missing« (siehe Kasten) beklagte, erstaunlich geringe Maß an Forschung in diesem Bereich ist umso weniger verständlich, als dass die Krankheit bereits seit mehr als 50 Jahren, seit 1969 nämlich, von der WHO als eigenständiges Leiden anerkannt ist. Es gibt weltweit ähnlich viele Betroffene wie bei Multipler Sklerose oder anderen Krankheiten, die viel mehr Aufmerksamkeit vonseiten der Wissenschaft und der Pharmaindustrie erhalten.

Das hat natürlich auch damit zu tun, dass ME/CFS, genauso wie Post-Covid übrigens, ein Leiden ist, das einem Chamäleon ähnelt oder einem Pudding, den man an die Wand nageln möchte. Die Symptome haben eine enorme Bandbreite. Das Herz-Kreislauf-System kann genauso betroffen sein wie das Immunsystem, Nerven und Gehirn werden in Mitleidenschaft gezogen, ebenso ganze Organsysteme und natürlich die Psyche. Innerhalb dieser Bandbreite sind mindestens ein Dutzend medizinischer Fachrichtungen involviert. Dies führt dann unter anderem dazu, dass sich niemand wirklich zuständig fühlt. Wie schwer diese Krankheit zu fassen ist, zeigt die Definition, die eine von Health Canada, der kanadischen Gesundheitsbehörde, eingesetzte Expertengruppe im Jahr 2003 erarbeitet hat. Um als Betroffener zu gelten, sind folgende Symptome nötig:

- Erschöpfung
- Schlafstörungen
- Schmerzen
- Mindestens zwei Störungen aus dem neurologischen Bereich oder kognitive Störungen
- Mindestens ein immunologisches, neuroendokrines oder vegetatives Symptom

Das alles sollte für mindestens sechs Monate andauern. Eine Weiterentwicklung dieser internationalen Konsenskriterien benennt als Hauptsymptom zusätzlich eine neuroimmunologische Erschöpfung nach Anstrengung in Form einer schnellen körperlichen oder kognitiven Erschöpfung mit auf über 24 Stunden verlängerter Erholungszeit, die den Patienten an mindestens 50 Prozent seiner Aktivitäten hindert. Die Begleitsymptome werden in drei Haupt- und zwölf(!) Untergruppen eingeteilt. Betroffene sollen Symptome aus mindestens sechs Untergruppen zeigen, um als Erkrankte anerkannt zu werden. Alles klar? Wenigstens die Mindestdauer von sechs Monaten wird seit 2011 nicht mehr zwingend verlangt. Ein wirklich ganz schwacher Hoffnungsschimmer.

Auch ohne Konsens der Experten ist allen schwer Betroffenen die fehlende Energie zur Bewältigung des Alltags gemeinsam. Das hat irgendwie auch mit der Energiebereitstellung in der Zelle zu tun, mit den Mitochondrien möglicherweise, den Kraftwerken in unseren Körperzellen. Aber dieser Bereich ist im klinischen Alltag der Medizin genauso wenig relevant wie das Gewicht der Seele in Gramm.

Die weltweit Millionen von Post-Covid-Betroffenen erzählen übrigens von einem ähnlichen Kanon an Beschwerden. In der Tatsache, dass die Pandemie nicht zu Ende ist und jeden Tag neue Kandidaten für die postvirale Erschöpfung dazukommen, liegt absurderweise auch eine Art Hoffnung für »Millions Missing«: Endlich wird dieses zerstörerische Leiden von einer großen Öffentlichkeit und der wissenschaftlichen Gemeinschaft wahrgenommen. Man kann nur hoffen, dass die dadurch in Gang gekommenen Forschungsanstrengungen in diesem Bereich kein Strohfeuer sind und nicht wieder enden, wenn Covid-19 langsam Geschichte wird.

Fußballer auf der Dauerersatzbank

Kevin Thonhofers Geschichte der postviralen Erschöpfung beginnt 2017. Der 32-jährige Steirer ist der Sohn eines berühmten

österreichischen Fußballspielers und war selbst ein vielverspre-
chender, kraftstrotzender Jungprofi mit einer Lunge wie ein Pferd,
großer Ausdauer und der Aussicht auf eine Karriere im Profisport.
Nach einer Virusinfektion, die er sich bei einem Asientrip geholt
hatte, wurde alles anders. Kevin schafft heute, wenn es gut geht,
gerade einmal 1000 Schritte am Tag; an schlechten Tagen noch
viel weniger. Sein Leben verbringt er zwischen Couch, Bett und
Lehnstuhl im Haus seiner Eltern. Wenn man sich mit ihm unterhält,
dann leuchtet aus seinen Augen noch ein wenig von jener Energie,
die früher einmal seinen ganzen Körper angetrieben hat. Heute
treibt ihn die Erschöpfung ganz rasch in die Waagrechte. Kevin ist
ein unerhört tapferer junger Mann – so wie Bella, die trotz allem
immer noch Witze über ihre Krankheit mit mir macht, eine unerhört tapfere Frau ist. Aber Kevin ist nicht ganz so schwer betroffen, schafft zumindest eine Stunde Arbeit am Computer pro Tag und
hat sich deshalb zum Sprachrohr auch jener ME/CFS-Betroffenen
gemacht, die sich kaum noch bemerkbar machen können.

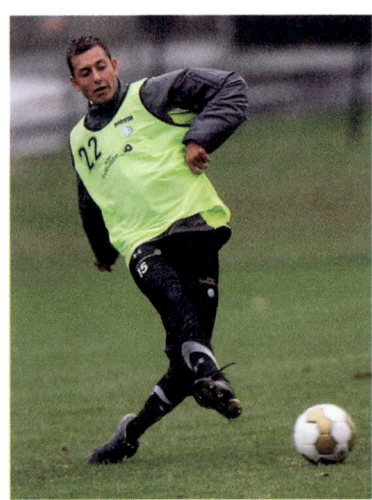

*Kevin Thonhofer war einst ein hoffnungs-
voller Jungprofi im Fußball und leidet seit
Jahren unter postviraler Erschöpfung.*

In Deutschland liegt neben mehreren Hunderttausenden anderen
Bundesbürgern übrigens auch ein
ehemaliger Profifußballer mit ME/
CFS danieder. Olaf Bodden war
in den 1980er- und 1990er-Jah-
ren Stürmerstar beim TSV 1860
München, bei den Löwen also. 25
Tore in 67 Spielen brachten ihn in

seiner besten Saison sogar in die Nähe der Nationalmannschaft. 1997 fand das alles ein jähes Ende, als Bodden am Pfeifferschen Drüsenfieber erkrankte. Auch bei Bella sind reaktivierte Antikörper gegen das Epstein-Barr-Virus (EBV) nachweisbar, das diese Krankheit auslöst. In aller Regel hat das keine schlimmen Folgen, obwohl sich rund 90 Prozent aller Menschen, meist schon in jungen Jahren, mit diesem Virus infizieren. Wie wir sehen werden, spielt es offenbar auch bei Long-/Post-Covid eine wichtige Rolle.

Olaf Bodden jedenfalls fiel nach überstandenem Pfeifferschen Drüsenfieber bald in eine postvirale Erschöpfung, eben ME/CFS genannt, die bis heute nicht enden sollte und im Laufe der Jahre sogar immer schlimmer wurde. Seit 2014 verbringt der ehemalige Löwe seine Tage auf der Couch, im Bett oder im Rollstuhl, das Medieninteresse an seinem Schicksal wurde mit den Jahren geringer und flammt nur noch gelegentlich auf.

Seit ich von dieser verborgenen Pest, die jetzt im Zuge der Pandemie als Long-/Post-Covid traurige Berühmtheit erlangt hat, erfahren habe, ist es mir ein Anliegen, jedes Jahr wenigstens einmal einen Beitrag darüber zu drehen oder das Thema in eine Dokumentation einzubauen, einfach weil die meisten Menschen mit dieser Krankheit völlig aus dem Leben verschwinden. Es braucht aber neben Journalisten, die die Geschichten erzählen, auch Menschen wie Kevin, damit diese Schicksale wahrgenommen werden. Der Ex-Fußballprofi hat über das Internet auch immer wieder Kontakt mit Angehörigen oder Betroffenen selbst, die das Bett nicht mehr verlassen können, weil ihnen die Energie fehlt. Manche liegen sogar seit mehr als zehn Jahren mit Sonnenbrille in abgedunkelten, schallisolierten Räumen, weil jeder Außenreiz ihnen starke

Schmerzen bereitet. Sie können wählen, ob sie heute selbstständig bis zur Toilette gehen oder vielleicht duschen – für beides an einem Tag fehlt ihnen nämlich die Kraft. Hauptsächlich junge Menschen sind betroffen, was nicht nur einen enormen Verlust an produktiven Lebensjahren für die Gesellschaft darstellt, sondern auch eine große Belastung für die Eltern bedeutet, bei denen viele ME/CFS-Patienten notgedrungen dauerhaft leben müssen. Von den Partnern, die bleiben, ganz zu schweigen. Hilfe gibt es für die schwer Betroffenen praktisch keine.

Man vermutet, dass das Immunsystem eine große Rolle spielen könnte, die Energieversorgung in den Zellen durch die Mitochondrien völlig gestört ist und das Nervensystem auch in irgendeiner Weise nachhaltig geschädigt bleibt. Viele Experten sehen hinter dem Phänomen eine Art Autoimmunerkrankung, bei der sich die Abwehrkräfte nicht nur gegen das Virus, sondern in Panik auch gegen den Wirt wenden. Die Bandbreite an Symptomen ist enorm und die Auswirkungen sind nicht nur unterschiedlich, sondern wechseln auch mit der Zeit, manchmal ist der Kreislauf stärker betroffen, ein anderes Mal mehr der Gleichgewichtssinn oder die Wahrnehmung oder auch die kognitive Leistungsfähigkeit. Immer aber wird das Leben der Betroffenen massiv beeinträchtigt bis hin zur völligen Hilflosigkeit.

Sehr wenige werden spontan oder nach unzähligen Therapieversuchen mit allen möglichen Methoden und Substanzen wieder ganz oder annähernd gesund. Bei manchen bessert sich die Krankheit vor allem in den ersten beiden Jahren so weit, dass sie dank viel Kraftaufwand und Durchhaltevermögen ein halbwegs normales Leben, wenn auch begleitet von ständiger Müdigkeit, führen können. Was dem einen Patienten hilft, kann bei dem anderen jedoch völlig ohne Erfolg bleiben.

Was für praktisch alle Betroffenen das Schlimmste ist: Sie werden nicht ernst genommen in ihrem Leid und irgendwie in die psychische oder psychosomatische Ecke abgeschoben. »Stressbedingtes Burn-out« ist eine auch unter Ärzten weit verbreitete Interpretation des Krankheitsbilds. Faulheit oder Tachinierertum (ein wienerischer Ausdruck für fremdfinanziertes Nichtstun) werden auch gern von selbsternannten Experten im Umfeld unterstellt. Weil eine klare Diagnose Mangelware ist, gestaltet sich die ganze Situation mit staatlicher Unterstützung oder einem frühen Pensionsantritt als extrem herausfordernd, umso mehr für Menschen, die ohnehin unter schwerem Energiedefizit zu leiden haben.

Long-/Post-Covid – das neue Gesicht der postviralen Erschöpfung

Was hat das alles mit den unterschätzten Virenkillern und der aktuellen Pandemie zu tun? Eine ganz Menge, denn niemand kann zu diesem Zeitpunkt sagen, wie viele der Patienten, die nach einer Infektion mit SARS-CoV-2 in die postvirale Erschöpfung fallen, einen solch schlimmen und langwierigen Verlauf erleben werden. Dazu kommt, dass nach jüngsten Studienergebnissen[9] die Wahrscheinlichkeit, als vollständig Geimpfter eine postvirale Erschöpfung zu erleben, relativ groß ist. Die Wahrscheinlichkeit ist zwar nur halb so groß wie für Ungeimpfte – ein Grund mehr für die Impfung –, im Vergleich zur Reduktion der Gefahr, auf einer Intensivstation zu landen oder gar zu sterben, allerdings immer noch erschreckend groß. Auch Geimpfte werden daher in Zukunft zur Gruppe jener Betroffenen zählen, die im Folgenden beschrieben wird. Die meisten aus dieser täglich wachsenden Gruppe werden hoffentlich bald oder wenigstens irgendwann wieder völlig genesen sein, aber wohl längst nicht alle. Es sollte daher jedem klar sein, dass Corona mehr ist als eine potenziell tödliche Erkrankung, sondern eben auch eine Krankheit, die Leben zerstören kann, ohne sie zu beenden – noch dazu das Leben von oft jungen gesunden Menschen, denn sowohl von ME/CFS als auch von Long-/Post-Covid sind auch jene betroffen, die eigentlich nicht zu den »vulnerablen Gruppen« gehören, wie ältere Jahrgänge oder Menschen mit Vorerkrankungen. Nein, das auslösende Virus reißt auch viele von den Fittesten (Fußballprofis!) aus dem Leben, sie verschwinden geradezu, wie diejenigen von ihnen formulieren, die noch die Kraft haben, sich Gehör zu verschaffen.

Long-Covid oder Post-Covid?

Nicht nur in den Medien, auch von Medizinern und Wissenschaftlern werden seit dem Auftreten dieses Phänomens immer wieder beide Bezeichnungen verwendet: Long-Covid und Post-Covid. Das liegt einerseits daran, dass im englischen Sprachraum ursprünglich eher der Ausdruck Long-Covid gebräuchlich war und im deutschen zunächst Post-Covid. Da die Forschung international ist, haben sich die Begrifflichkeiten vermischt. Hinzu kommt, dass es sich im Grunde um ein sehr uneinheitliches Krankheitsbild handelt, weil Langzeitfolgen nach einer Covid-19-Erkrankung vielfältig sein können.

Ein Aspekt sind die Folgen sehr schwerer Verläufe beziehungsweise ihrer Behandlung. Eine länger andauernde Intubation zum Beispiel kann per se Langzeitfolgen haben und bei einer atypischen Lungenentzündung, wie Covid-19 sie oft auslöst, kommt es zu Schäden am Lungengewebe, die in vielen Fällen sogar ein Leben lang bestehen bleiben. Der Leiter der Station, die in Wien gleich zu Beginn der Pandemie zum wichtigsten Behandlungszentrum für schwere Verläufe wurde, formulierte das im Interview mit mir sehr eindrucksvoll: »Brutal gesagt: Viele von denen, deren Erstickungstod wir jetzt verhindern konnten, werden in zehn Jahren ersticken, weil ihre geschädigten Lungen mit Umweltgiften wie etwa Feinstaub nicht mehr fertig werden und dann versagen.«[10] Andere wiederum erleiden durch einen schweren Verlauf einer Covid-19-Erkrankung Schäden an Herz oder Gefäßen, Nieren, Bauchspeicheldrüse oder anderen Organen.

Dazu kommt die gar nicht kleine Gruppe jener, die nach einer Erkrankung unabhängig von der Schwere des Verlaufs unter neurologischen Symptomen und dauerhafter Energielosigkeit leiden. Auch eine Kombination von Organschädigungen und Erschöpfung kommt immer wieder vor. US-Statistiken lassen vermuten, dass bis zu 20 Prozent aller Erkrankten mit Langzeitfolgen zu kämpfen haben, egal, ob man diese als Long-Covid, Post-Covid oder postvirale Erschöpfung bezeichnet.

Alexa,
die flügellahme Flugbegleiterin

»Ich hätte lieber ein Bein verloren, als diese Krankheit bekommen. Denn ein fehlendes Bein sehen alle und es behindert viel weniger als eine chronische Erschöpfung.« Alexa Stephanou kann diesen Satz im TV-Interview mit mir sitzend und mit kräftiger Stimme sagen, weil sie das Glück hat, nicht ständig ganz so stark betroffen zu sein wie viele andere. Sie erlebt sogar halbwegs gute Tage zwischen den schlimmen Phasen, in denen sie sich nicht einmal ohne fremde Hilfe einen Tee zubereiten kann. Man glaubt das kaum, wenn man die 38-Jährige zum ersten Mal trifft, zum Beispiel an einem guten Tag, wie ich ihn bei unserer ersten Begegnung erlebte. Alexa sprüht richtiggehend vor Energie, redet viel, kommt aber immer auf den Punkt und hat dabei sogar die geistige Kapazität, um immer wieder kleine Scherze mit Tiefgang einzubauen. Nur zwischendurch merkt man plötzlich, dass sie unter dem Tisch die Beine hochlagert, und mit der Zeit nimmt man dann deutlich die Pausen wahr, die sie sich gönnen muss, um nicht in die akute Erschöpfung zu fallen. Eine Vorstellung davon, wie viel Energie diese

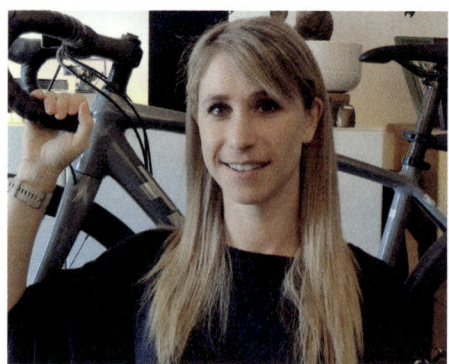

Frau vor ihrer Coronainfektion im März 2020 gehabt haben muss, bekommt man, wenn man ihren Bericht über ihre letzten paar Jahre vor Corona hört: höchst er-

Alexa Stephanou war energiegeladen und sportlich, bevor Long-/Post-Covid sie zu erschöpft machte, um Rennrad zu fahren.

folgreich als Logopädin in eigener Praxis, was dann nach ein paar Jahren zu wenig Herausforderung war; mit der damals aktuellen Liebe des Lebens nach Deutschland gegangen, dort als Flugbegleiterin angeheuert, um sein und ihr Leben zu finanzieren; nach dem Scheitern der Beziehung zurück nach Wien und von dort nach Zürich gependelt, um weiter als Flugbegleiterin zu arbeiten; nebenbei aber eine Ausbildung gemacht, weil in der Welt herumfliegen halt auch kein Plan für ewig sein kann. Wer jetzt denkt, dass die junge Frau angesichts eines solch bewegten Lebens in einen Burn-out geschlittert und ihre Erschöpfung nach Covid eigentlich psychischer Natur sei, der macht genau den Fehler, den Betroffene sowohl von ME/CFS als auch von Long-/Post-Covid hassen wie die Pest.

Ihre Erschöpfung ist nämlich nicht psychogener Natur, sondern vorwiegend körperlich, obwohl sie auch immer wieder unter dem berüchtigten Brain Fog leidet, einer Art Nebel im Gehirn, der das Denken so schwer macht wie Autofahren an einem extrem nebligen Herbsttag. Die Symptome ähneln denen von Patienten mit ME/CFS und auch die Vermutung über den Krankheitsmechanismus ist ganz ähnlich, wobei die Wissenschaft über Annahmen noch nicht wirklich hinausgekommen ist.

Nach jüngsten Forschungen scheint eine überschießende Immunabwehr bei den Betroffenen eine Art chemisches Ungleichgewicht zu erzeugen, das wiederum den Sauerstoffgehalt im Körper aus der Balance bringt. Der dadurch entstehende oxidative Stress schädigt dann die Zellen bis in die Mitochondrien hinein, also die Kraftwerke in unserem Körper. Das würde erklären, warum den Patienten die Kraft abhandenkommt und die Erschöpfung der Normalfall wird.

Da das Gehirn beim Menschen besonders viel Energie benötigt, wirkt sich die postvirale Erschöpfung schließlich auch auf die Konzentrationsfähigkeit und die kognitive Belastbarkeit aus.

Viele Betroffene sind deshalb nicht mehr in der Lage zu arbeiten und verlieren ihren Job oder sogar die berufliche Existenz. Aber Alexa Stephanou hat Glück im Unglück, der Brain Fog ist nicht immer da und so kann sie an guten Tagen genauso schnell denken wie früher. Radfahren kann sie hingegen nicht mehr, weil es sie völlig auslaugt. Sie kann so fehlerfrei und mitreißend reden, dass sie jetzt sogar eine Ausbildung zur Synchronsprecherin begonnen hat. Aber längere Strecken gehen kann die früher sehr sportliche Person an kaum einem Tag. Deshalb ist eine sitzende Tätigkeit wie beim Eindeutschen von US- und anderen fremdsprachigen Schauspielstars kein Traumberuf, sondern schlichtweg eine akzeptable Lösung. Die Texte kann man zu Hause lernen und seine Zeit dabei ziemlich frei einteilen, was auch notwendig ist, denn Alexa (cooler Name für eine Synchronstimme übrigens) muss immer wieder in die Waagrechte, an guten Tagen nur manchmal, an schlechten Tagen viel zu oft. Das tut sie, falls das Wetter es zulässt, am liebsten auf dem Balkon ihrer kleinen Wiener Wohnung, denn von dort aus sieht sie einen Teil der geschäftigen Stadt und das erinnert sie an früher, als sie noch um die Häuser zog. Sie hat in den vielen Monaten seit Ausbruch der Krankheit mit nachfolgender Erschöpfung schon mehr als 20 Behandlungsversuche unternommen, gebracht hat keiner wirklich etwas. Wenn sie den Abschnitt über »meine« Volleyballerin lesen würde, bekäme sie wahrscheinlich Angst, dass es bei ihr auch so schlimm werden könnte, wenn sie nicht ohnehin schon wüsste, wie schlimm es werden kann.

Weil sie halt immer noch Alexa ist, hat sie eine Selbsthilfegruppe über Facebook gegründet, die mittlerweile Tausende Mitglieder hat, meist Betroffene und/oder ihre Angehörigen. Dort erfährt sie Geschichten, die sie dankbar sein lassen, dass es sie nur halb so schlimm erwischt hat. Vielleicht liegt es auch daran, dass die bemerkenswerte junge Frau in meiner Wahrnehmung einer der energetischsten Menschen gewesen sein muss, die ich je kennenlernen durfte. Mit halber Kraft ist bei ihr immer noch ganz schön powerful, wie sie sagen würde. Dennoch fehlt eben jetzt die Hälfte an Energie, seit sie im März 2020 mit schweren Symptomen mehr als einen Monat lang zu Hause war und in dieser Zeit – so wie praktisch alle Covid-19-Patienten – keinerlei medizinische Behandlung erhielt und nicht einmal Hinweise zur Selbsthilfe, um ihre hohe Viruslast zu senken.

Franziska, die Journalistin mit Angst vor Leseschwäche

Genauso war es auch bei Franziska Trost, die im November 2020 mehr als drei Wochen lang einen ähnlich starken Verlauf erlebte und ebenfalls keinerlei Behandlung angeboten bekam. Man hatte also zu Beginn der zweiten Welle diesbezüglich aus der ersten nichts gelernt. Was man hingegen aus der Statistik gelernt hat, ist die Tatsache, dass von der postviralen Erschöpfung nach Covid-19 wesentlich mehr Frauen als Männer betroffen sind, vermutlich, weil ihr Immunsystem stärker ist, was manchmal schwere Verläufe verhindert. Aus diesem Grund liegen nach einer Covid-19-Infektion auf den Intensivstationen in der Regel auch mehr Männer als Frauen mit Beatmungsgeräten. Der Nachteil eines stärkeren Immunsystems, das Frauen vermutlich wegen der Belastung durch Schwangerschaften benötigen, ist die größere Wahrscheinlichkeit, dass sich nach einer Virusinfektion Autoimmunantikörper bilden. Diese spielen bei der Entstehung einer postviralen Erschöpfung wahrscheinlich eine zentrale Rolle, legen jüngste Erkenntnisse nahe, zu denen wir am Ende dieses Abschnitts noch kommen werden.

Auch Franziska Trost ist eine junge Frau und Alexa gar nicht unähnlich, nicht nur weil sie so wie die Flugbegleiterin mehrere Wochen mit dem Virus in den Atemwegen zu Hause lag, sondern auch wegen ihrer Energie. Die Journalistin bei Österreichs größter Tageszeitung ist selbst mit Long-/Post-Covid ein Jahr nach ihrer Infektion im Vergleich zu den meisten anderen Menschen noch ein Energiebündel – aber halt auch nur noch halb so energiegeladen, wie sie es vor Covid-19 war. Sie beschreibt den Brain Fog als riesigen Felsen in ihrem Gehirn, an dem sie ihre Gedanken vorbeizwängen muss, die früher einmal frei geflossen sind. Viele Gedanken, denn Franziska ist eine hochintelligente Frau, die mit Hingabe und Leidenschaft Bücher liest und für die »Kronenzeitung« rezensiert und außerdem eine vielbeachtete tägliche Kolumne schreibt, in der sie auch ihren Kampf mit den Symptomen ihres »postviralen Lockdowns« schildert. Immer wieder muss sich die 44-Jährige während

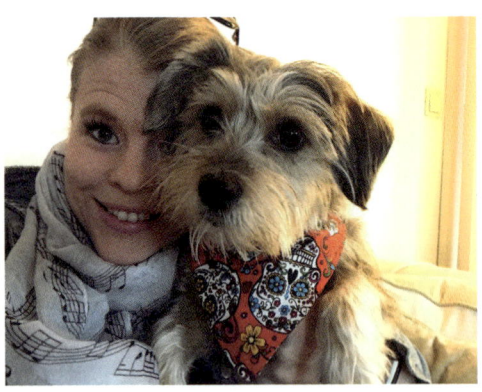

Franziska Trost ist Kolumnistin bei Österreichs größter Tageszeitung und wegen postviraler Erschöpfung oft zu müde für den Spaziergang mit ihrem Dackelmischling.

der ohnehin gering dosierten TV-Dreharbeiten, die wir mit ihr ausgemacht haben, hinlegen – und ihr Dackelmischling legt sich dann aus Solidarität neben sie auf die Couch.

Das Vorbeizwängen von Worten und Gedanken an einem Felsbrocken im Gehirn ist einfach extrem anstrengend, und Franziska Trost merkt immer öfter, dass auch ihre körperliche Leistungsfähigkeit, die durch Long-/Post-Covid ohnehin schon stark reduziert ist, langsam weiter schwindet. Wie andere Betroffene hat sie Angst davor, dass die Krankheit noch schlimmer wird und vielleicht nie endet; dass sie eines Tages zu schwach sein wird, um ihre geliebten Bücher in die Hand zu nehmen oder mit ihrem Hund nach draußen zu gehen. Zum Glück hat sie einen extrem verständnisvollen Arbeitgeber und immer noch einen Teil ihrer früher unerschöpflichen Energie. Menschen, die hingegen vor einer Infektion mit Covid-19 über ein »normales« Energieniveau verfügten und dann die Hälfte oder mehr ihrer Kraft an die postvirale Erschöpfung verlieren, denen bleibt meist nicht genug Energie, um ihr Leben auch nur halbwegs zu meistern. Sie stürzen ab, verlieren Job und/oder Beziehungen.

Alexa, die als Mitbegründerin der Selbsthilfegruppe aus Gesprächen mit den Betroffenen so viele erschreckende Geschichten kennt, will, dass die Welt auch davon erfährt. Für das österreichische Gesundheitsministerium hat sie eine Awareness-Kampagne organisiert, ist mit einer befreundeten Fotografin quer durch Österreich gefahren und hat Opfer der postviralen Erschöpfung interviewt und fotografiert. Denn dass man den Menschen ihre Erschöpfung nicht ansieht, ist eines der großen Probleme dieser Krankheit. Wenn man gut aussieht, obwohl es einem schlecht geht, dann hat man unausweichlich ein Glaubwürdigkeitsproblem, im eigenen Umfeld und bei den Ärzten bisweilen auch. Denn die finden bei den diversen Untersuchungen oft keine Auffälligkeiten; vielleicht auch, weil sie nicht richtig suchen, wie das Beispiel des Schellong-Tests auf Seite 70 zeigt. Manche der Betroffenen haben nicht einmal einen positiven Coronatest vorzuweisen. Grund ist, dass heute zwar sehr viel getestet wird, dies in der frühen Phase der Pandemie aber kaum üblich war, und darüber hinaus gibt es noch falsch-negative Testergebnisse. Und wenn man viel Pech hat, wie etwa einer der Schützlinge von Alexa Stephanou, dann sind die Antikörper nach einem leichten Verlauf binnen einiger Monate auch schon nicht mehr erhöht genug, um eine Covid-19-Infektion zweifelsfrei zu belegen. Diese Menschen verbringen ihre ohnehin energielosen Tage damit, irgendwie zu einer Diagnose zu kommen, die sie nicht aus dem Medizin- beziehungsweise Sozialsystem fallen lässt, das Menschen ja gern einmal unterstellt, dass sie schon könnten, wenn sie nur wollten. Ich habe in den letzten Jahren mit Dutzenden von postviral Erschöpften Kontakt gehabt, und obwohl Skepsis und Zweifel zu meinen Berufskrankheiten gehören, war da niemand dabei, der nach längerem Gespräch auch nur den Verdacht des Nicht-Wollens erweckt hätte. Aber wie Sie gleich lesen werden, sind längere Gespräche gar nicht so leicht zu ergattern, etwa wenn man zum Arzt geht und denkt, dass man Long-/Post-Covid haben könnte.

Hilflose Patienten und ratlose Ärzte

»Irgendwann hören diese Menschen auch auf, zum Arzt zu gehen, weil sie merken, dass kein Behandlungsversuch Erfolg hat und je-

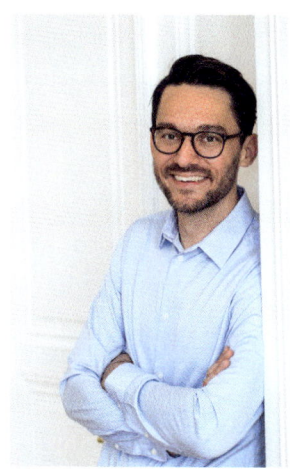

Michael Stingl, der Arzt der Erschöpften, beschäftigt sich schon sehr lange mit den Langzeitfolgen von Infektionen.

der Arztbesuch ein ungeheurer Kraftaufwand ist, der oft genug zu einem Crash führt.« Der Mann, der mir das in einem Interview sagte, noch bevor Post-Covid als Spätfolge der Covid-19-Pandemie bekannt wurde, ist Neurologe und jener Arzt, der von der postviralen Erschöpfung zumindest in Österreich mehr versteht als jeder andere. Auch deshalb bestürmen ihn derzeit die Patienten, sodass er auf Monate keine freien Behandlungstermine mehr anbieten kann. Schon seit Jahren ist Michael Stingl spezialisiert auf Patienten, die nach eigentlich abgeklungenen Infektionen in die Erschöpfung von ME/CFS geraten und oft nicht mehr herauskommen.

Die Behandlung postviraler Erschöpfung ist ein besonders schwieriges Arbeitsgebiet in der Neurologie, die an derartigen Betätigungsfeldern nicht gerade arm ist, man denke nur an eigentlich unheilbare Erkrankungen wie Multiple Sklerose, Demenz oder Parkinson. Aber für diese gibt es wenigstens ein paar wirksame Medikamente oder Methoden, die den Betroffenen oder zumindest ihren Angehörigen mit großer Wahrscheinlichkeit Erleichterung bringen können. Gegen die postvirale Erschöpfung hingegen kann man sehr wenig aktiv tun, im besten Fall werden die Menschen von allein langsam gesund. Idealerweise fällt diese Besserung mit einem Therapieversuch zumindest zeitlich zusammen: Immunglobuline, also die Antikörper anderer Menschen gegen Infektionen, sind das manchmal, oder hochdosierte Vitamingaben per Infusion. Manche Betroffene berichten auch von spontanen Besserungen nach Manipulationen oder gar Eingriffen an der Halswirbelsäule. Was bei einem möglicherweise geholfen hat, hilft aber den allermeisten anderen nicht, sodass im Grunde jeder Fall anders zu behandeln ist. Oder besser gesagt: Man probiert herum, ohne viel Aussicht auf Erfolg. Für Ärzte ist das keine besonders attraktive oder erfüllende Art zu arbeiten, noch dazu, da die meisten Behandlungsversuche gar nicht adäquat mit den Kassen abgerechnet werden können und die Patienten meist wenig Geld besitzen. Schließlich sind sie oft jung, haben ihren Job verloren und ihre Ersparnisse bereits ausgegeben, um ihr Restleben zu finanzieren, weil staatliche Unterstützung spärlich bis gar nicht fließt. Aber Michael Stingl hat sich der Sache eben angenommen und bemüht sich, sein im Laufe der Jahre entstandenes Wissen an die Kollegenschaft weiterzugeben. Zur Diagnostik etwa hat er auf seiner Website viele Informationen zusammengetragen, zum Beispiel auch über die Bedeutung des Schellong-Tests. Bei aller verwirrenden und irreführenden Vielfalt der Symptome gibt es eine einfache Methode, mit der sich der Verdacht auf postvirale Erschöpfung, ME/CFS oder Long-/Post-Covid-Erschöpfung einigermaßen erhärten lässt.

Schellong-Test und Orthostase

Entwickelt wurde der Schellong-Test bereits vor fast hundert Jahren von einem deutschen Internisten aus Königsberg namens Fritz Schellong. Er dient dazu festzustellen, ob die Orthostase-Reaktion funktioniert. Sie kennen die Orthostase-Reaktion sehr gut, geradezu intim, auch wenn Sie die Bezeichnung zuvor noch nie gehört haben sollten. Denn sie erfolgt zum Beispiel bei jedem Aufstehen aus dem Bett oder von der Couch, sofern man dort halbwegs waagrecht gelegen ist. Bei einer solchen Lageänderung steht der Körper nämlich vor dem Problem, dass die Schwerkraft plötzlich anders auf das Blut in den Gefäßen einwirkt, schon deshalb, weil sich Kopf und Gehirn nach dem Aufstehen nicht mehr auf der gleichen Höhe befinden wie die Beine. Manchmal sind sie im Liegen ja sogar tiefer positioniert, weil wir die Füße aus Gründen der Entspannung hochlagern. Wenn wir uns aus der Waagrechten in die Senkrechte begeben, zieht die Schwerkraft das Blut Richtung untere Extremitäten, manchmal spüren wir das als Schwindel und denken oder sagen: »Ups, zu schnell aufgestanden.« Es dauert dann manchmal ein paar Sekunden, bis der Schwindel weg ist, weil dem Gehirn wieder genug Blut geliefert wird. Genau das ist die Orthostase-Reaktion. Es ist eine gar nicht unkomplizierte Kaskade an Änderungen im Herz-Kreislauf-System, die zeigt, wie ausgeklügelt und wundervoll ein gesunder Organismus auf plötzliche Belastungen reagieren kann. Bei Menschen mit postviraler Erschöpfung tut er jedoch gerade das nicht mehr fehlerfrei.

Bei Patienten mit postviraler Erschöpfung funktionieren die Regulationsmechanismen des Kreislaufs nicht mehr wirklich und der Körper reagiert mit einem Notprogramm, das den Schwindel oder auch Änderungen im EKG, die bei verzögerter Orthostase auftreten können, oft nur unzureichend unterdrückt. Dieser Vorgang lässt sich mit einem einfachen Verfahren, nämlich dem Schellong-Test (Kasten Seite 70/71), messen!

Alles, was der Arzt in der Praxis tun muss, ist, zunächst 2 Minuten lang Puls und Blutdruck des Patienten im Liegen zu messen. Jedes handelsübliche und zertifizierte Blutdruckmessgerät leistet das mit ausreichender Akkuratesse auch zu Hause. Dann wird aufgestanden und sofort wieder gemessen, danach jede Minute, und zwar 10 Minuten lang. Experten können die Ergebnisse detailliert auswerten, aber grob vereinfacht gesagt, kommt es bei ansonsten gesunden Personen mit postviraler Erschöpfung zu einer abnormen Erhöhung der Pulsfrequenz, gepaart mit einem signifikanten Blutdruckabfall.

Selbsttests sind natürlich niemals Ersatz für eine fundierte ärztliche Diagnose, und auch ein verantwortungsbewusster Mediziner muss andere Ursachen ausschließen. Die gibt es durchaus, allerdings bei jungen Menschen nicht besonders häufig. Nach den Erfahrungen von Michael Stingl ist ein auffälliger Schellong-Test schon ein recht starkes diagnostisches Signal für ME/CFS sowie Long-/Post-Covid. Der Test ist eine sehr einfache Diagnosemethode, die allerdings viel zu selten eingesetzt wird. Michael Stingl hat dazu eine erschreckend simple, aber wahrscheinlich nicht ganz falsche These: Ein richtig durchgeführter Schellong-Test dauert inklusive Vorbereitung und Auswertung etwa 20 bis 30 Minuten. So viel Zeit können viele niedergelassene Mediziner für ihre Patienten nicht aufwenden.

Durchschnittlich weniger als 8 Minuten dauert ein Besuch beim Allgemeinmediziner in Deutschland oder Österreich, und selbst bei den internationalen Spitzenreitern in dieser Beziehung, nämlich den Ärzten in Skandinavien, sind es nur rund 20 Minuten. Ein Schellong-Test ist dafür bei all seiner unkomplizierten Einfachheit einfach zu langwierig. Da es aber zumindest bis zur Welle der postviral Erschöpften nach Covid-19 keine speziellen Einrichtungen für die Betroffenen gab, gehen die mit ihrer Erschöpfung logischerweise zu ihrem Hausarzt oder anderen niedergelassenen Medizinern. Von dort wandern sie oft genug mit dem Verdacht auf Burn-out, Depression oder andere psychische Probleme zur nächsten Institution. Willkommen in der Welt der postviralen Erschöpfung.

Michael Stingl ist jung und engagiert, deshalb macht er nicht nur den Schellong-Test mit praktisch allen, die mit unklaren Symptomen zu ihm kommen, sondern riskiert auch seine junge Ehe für die Sache. Um mir für eine TV-Dokumentation, in der ME/CFS thematisiert wurde, ein Interview zu geben, hat er seine Hochzeitsreise ein paar Hundert Kilometer umgeleitet. Soweit ich informiert bin, ist die Ehe trotzdem glücklich.

Die Pandemie nach der Pandemie

In diesem ehegefährdenden Interview im Frühjahr 2020 hat Michael Stingl auch die Annahme geäußert, dass SARS-CoV-2 eine Welle an Betroffenen hervorbringen könnte, die alle mehr oder weniger stark unter Spätfolgen einer Covid-19-Infektion leiden werden, obwohl viele von ihnen keinen wirklich schweren Verlauf erlebt haben. Und dass sie sehr oft jung und eher weiblich sein würden. Wie recht er hatte! Mindestens zwischen 10 und 15 Prozent aller symptomatisch Infizierten leiden nach jüngsten Schätzungen unter Long-/Post-Covid, dazu kommen noch jene, die gar keine Infektion bemerkt haben und trotzdem in die Erschöpfung fallen – wie etwa meine junge Volleyballerin. Wie erwähnt ist bei ihr ein reaktiviertes Epstein-Barr-Virus (EBV) nachweisbar und nach jüngsten Erkenntnissen dürfte EBV auch bei Long-/Post-Covid eine Schlüsselrolle spielen. Welche das sein wird, ist noch nicht ganz klar.

Mehr als 90 Prozent aller Menschen infizieren sich mit EBV, und das schon in der Kindheit oder frühen Jugend. Je jünger die Infizierten sind, umso eher zeigen sich keine Symptome und die Infektion bleibt meist unbemerkt. Etwa ab dem späteren Jugendalter tritt dann bei etwa 40 bis 60 Prozent der Infizierten relativ oft das Pfeiffersche Drüsenfieber auf. Auch diese Erkrankung verläuft in der Regel nicht schwer und äußert sich durch einige Tage Fieber, Lymphknotenschwellungen, Entzündungen der Gaumenmandeln. Die Häufigkeit der Infektion ist enorm, bis zum 40. Lebensjahr sind etwa 98 Prozent der Mitteleuropäer Virusträger. Das Virus bleibt jedenfalls, unabhängig davon, ob eine Person erkrankt oder nicht, schlummernd im Körper, ähnlich wie andere Herpesviren, zu deren Familie das EBV gehört. Auffällig ist, dass bei vielen Betroffenen von ME/CFS dieses Virus reaktiviert ist, also nicht mehr im Schlummerzustand, was sich über eine Blutanalyse gut nachweisen lässt.

Michael Joannidis, dem Leiter der Innsbrucker Intensivmedizin, fiel auf, dass viele Patienten, die mit Covid-19 auf der Intensivstation liegen, ähnliche Symptome wie die des Pfeifferschen Drüsenfiebers zeigen. Bei der überwiegenden Mehrzahl von ihnen ließ sich tatsächlich eine Reaktivierung von EBV gemeinsam mit besonders hohen Entzündungswerten im ganzen Körper nachweisen. Noch kann niemand sagen, ob das EBV in diesem Zusammenhang »Täter«, also Auslöser, ist oder »Opfer«, weil es selbst erst durch die starken Entzündungen und die damit einhergehende Schwächung des Immunsystems reaktiviert wurde. Jüngste Forschungsergebnisse aus den USA legen nahe, dass EBV zumindest eine wichtige Rolle bei der Entstehung von Langzeitverläufen nach Covid-19, also bei Long-/Post-Covid, spielt. Zwei Drittel der getesteten Betroffenen hatten in einer Studie ebenfalls reaktiviertes EBV im Blut.[11]

Für alle Menschen, die so wie Bella, Kevin oder Olaf schon lange vor Ausbruch der Coronapandemie 2020 unter der postviralen Erschöpfung gelitten haben, ist SARS-CoV-2 paradoxerweise auch eine große Chance. Die vielen und endlich auch finanzierten wissenschaftlichen Anstrengungen, die unternommen werden, um Betroffenen mit Long-/Post-Covid zu helfen, werden auch jenen zugutekommen, deren Leben seit Jahren im Lockdown festhängt.

Eine zufällige Entdeckung

Als ich diese Zeilen im September 2021 zu Tastatur bringe, gibt es tatsächlich gerade einen Hoffnungsschimmer in dieser Richtung. An der Augenklinik des Universitätsklinikums Erlangen der Friedrich-Alexander-Universität (FAU) Erlangen-Nürnberg werden seit einigen Wochen Heilversuche an Patienten mit Long-/

Post-Covid durchgeführt, die sensationelle Ergebnisse brachten. Angewendet wurde ein noch nicht zugelassenes Medikament mit dem klingenden Agentennamen BC 007, das von einer deutschen Biotech-Firma namens Berlin Cures entwickelt worden war, einem Spin-off der Forschung, gegründet vom Max-Delbrück-Centrum für Molekulare Medizin und der Charité Berlin. Noch (Stand Oktober 2021) sind die genauen Wirkmechanismen nicht erforscht, aber das Mittel, das nur einmal im Rahmen einer 75-minütigen Infusion verabreicht werden muss, scheint gegen spezielle Autoantikörper zu wirken, die bei Long-/Post-Covid-Patienten im Blut zu finden sind und möglicherweise zumindest einen Teil der Symptome der postviralen Erschöpfung auslösen. Eigentlich wurde das Mittel zur Behandlung einer schweren Herzerkrankung entwickelt, die Augenärzte in Erlangen hatten nach Tests mit Glaukom-Patienten (Grüner Star mit erhöhtem Augeninnendruck) jedoch bemerkt, dass es auch im Auge erfolgreich wirkt. Die Wissenschaftler machten sich auf die Suche nach dem Wirkmechanismus und landeten schließlich bei den Patienten mit postviraler Erschöpfung.

Ich schreibe das hier nieder im Wissen, dass diese Erkenntnisse, wenn Sie, geneigte Leserin, Ihren Blick auf diese Zeilen werfen, möglicherweise – nein: hoffentlich – schon wieder völlig veraltet sind und vom medizinischen Fortschritt im Eiltempo überholt wurden. Vielleicht ist das Problem mit Long-/Post-Covid dadurch ab Ende 2021 gelöst, vielleicht auch bald jenes der anderen Menschen mit postviraler Erschöpfung. Es würde mich sehr freuen, wenn das ganze lange Kapitel, das Sie, geneigter Leser, jetzt gerade hinter sich haben, dann völlig veraltet und unaktuell klänge, weil alle Probleme mit postviraler Erschöpfung durch BC 007 mit der Lizenz zum Heilen gelöst wären. Noch nie hätte mich vergebliche, veraltete journalistische Arbeit so befriedigt.

Aber noch ist BC 007 nicht mehr als eine große Hoffnung. Alexa etwa, die in den eineinhalb Jahren seit ihrer Infektion im März 2020 gelernt hat, nur noch sehr vorsichtig zu hoffen, nennt das Mittel deshalb »Be Careful, Bond«. Sie ist eben immer noch witzig. Parallel zu dieser Hoffnung wächst leider die Menge an Covid-19-Opfern, die erst langsam auf dem Radar der Gesundheitssysteme auftauchen und von denen viele vielleicht auch dauerhaft der Gesellschaft fehlen werden. Talente wie Alexa, Bella, Franziska, Kevin und Olaf und Hunderttausende andere. Wie viel Leid könnte also hier vermieden werden, wenn man das Virus rechtzeitig bremst, bevor es das Immunsystem derart in Panik versetzt, dass dieses den ganzen Körper schädigt, um das Virus zu bekämpfen?

Wenn diese Pandemie endlich vorbei sein wird – allen Varianten zum Trotz wird sie das eines Tages –, dann werden im schlechtesten Fall Post-Covid oder Long-Covid noch lange nicht vorbei sein und bei manchen Betroffenen vielleicht nie wieder verschwinden. Jede Infektion, die gar nicht erfolgt, und jede, die schon im Mund-Nasen-Rachen-Raum früh gestoppt wird, kann verhindern, dass Menschen ihr Leben verlieren. Im buchstäblichen Sinne und im übertragenen genauso.

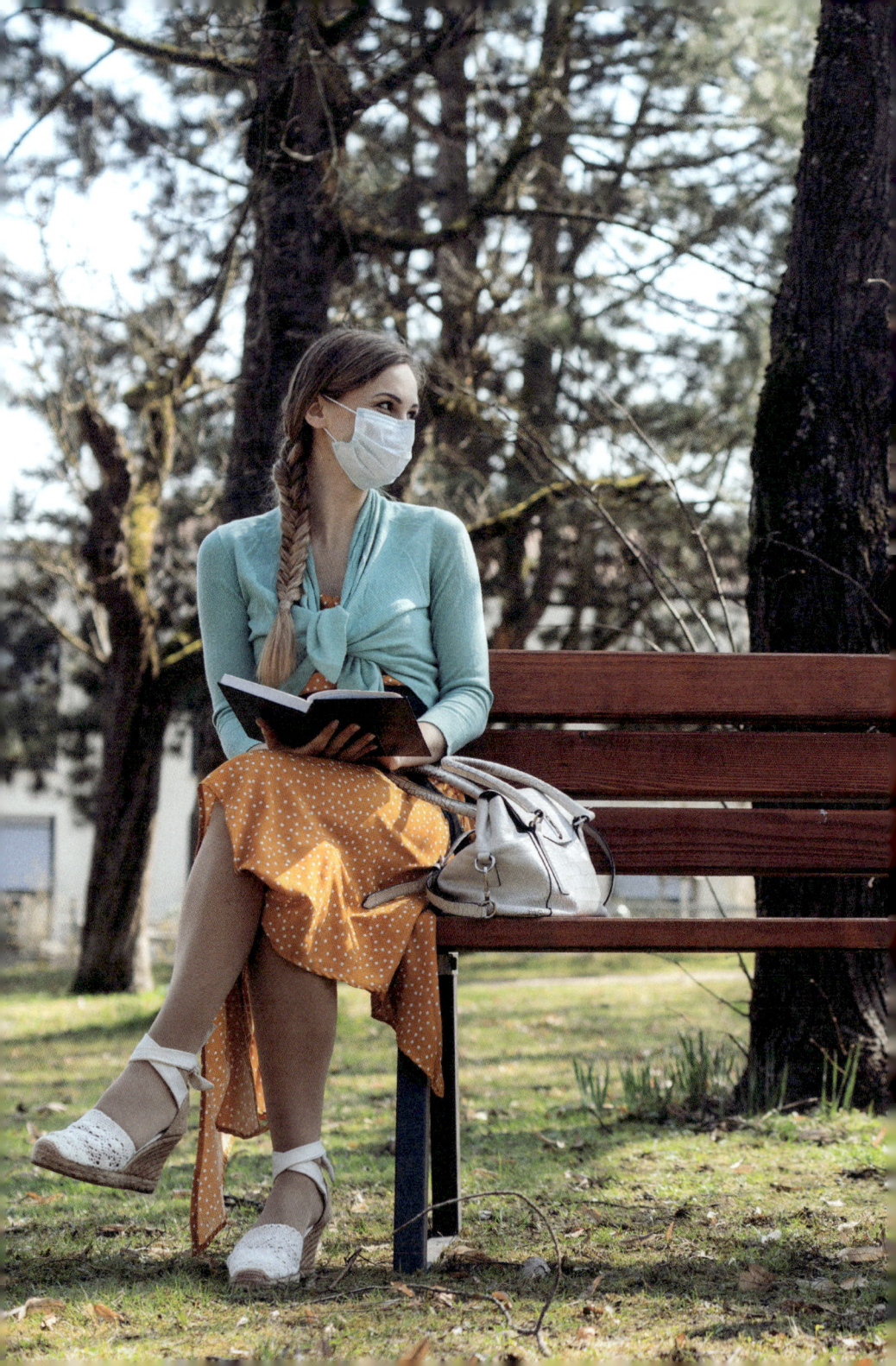

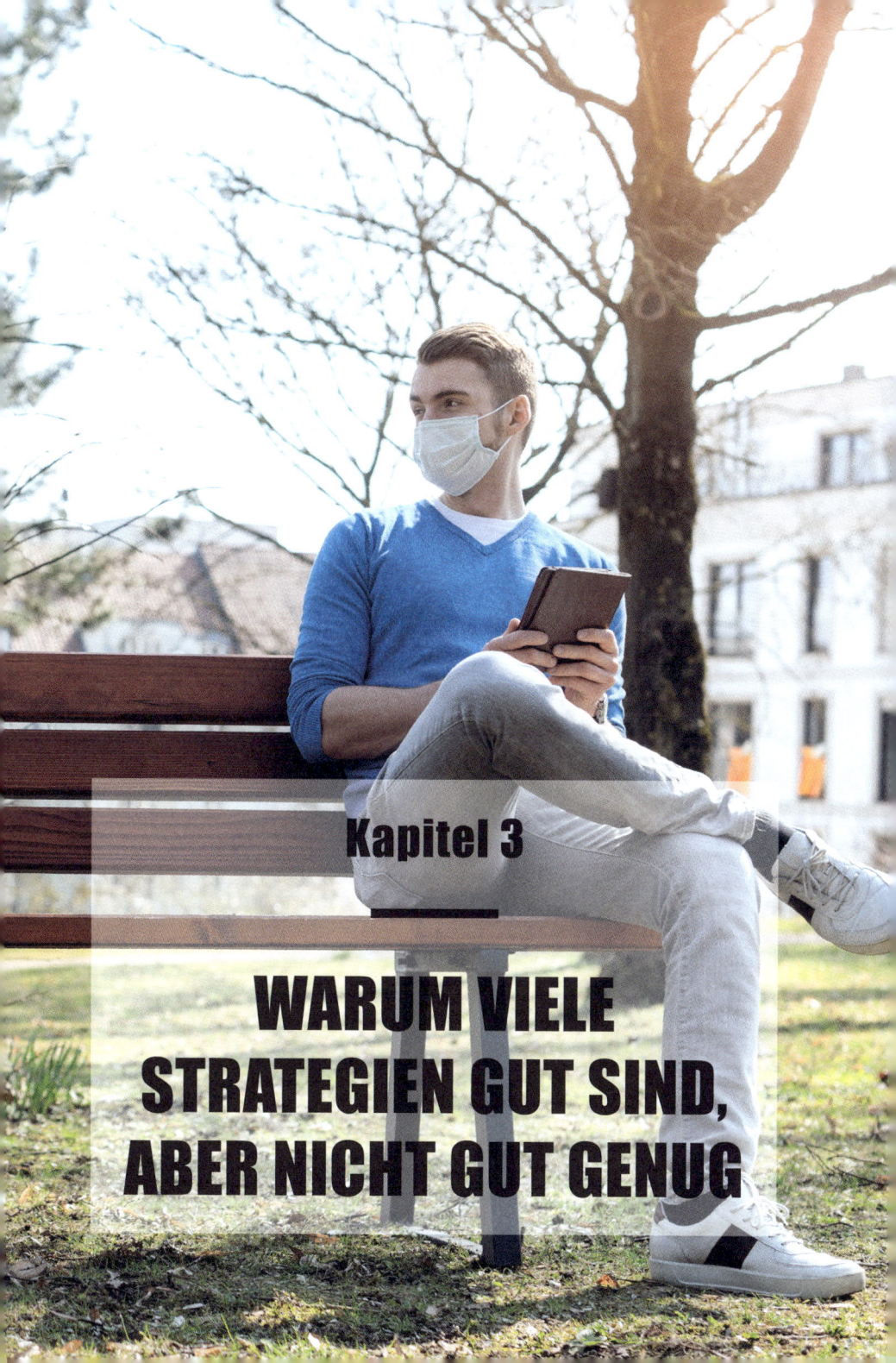

Kapitel 3

WARUM VIELE STRATEGIEN GUT SIND, ABER NICHT GUT GENUG

Die Kraft der Sonne – und warum das Virus den Winter liebt

Nehmen wir jetzt die einzelnen Virenkiller unter die Lupe und sehen uns an, ob sie überschätzt, unterschätzt oder einfach falsch eingesetzt wurden. Diese Bestandsaufnahme ist entscheidend, um zu verstehen, warum die unterschätzten Virenkiller, die weiter hinten im Buch vorgestellt werden, so wichtig sind.

Selbst den meisten Experten war es in den ersten beiden Pandemiejahren ein wenig rätselhaft, warum das Virus zu Beginn des Sommerhalbjahres so rasch an Kraft verlor und das Infektions-

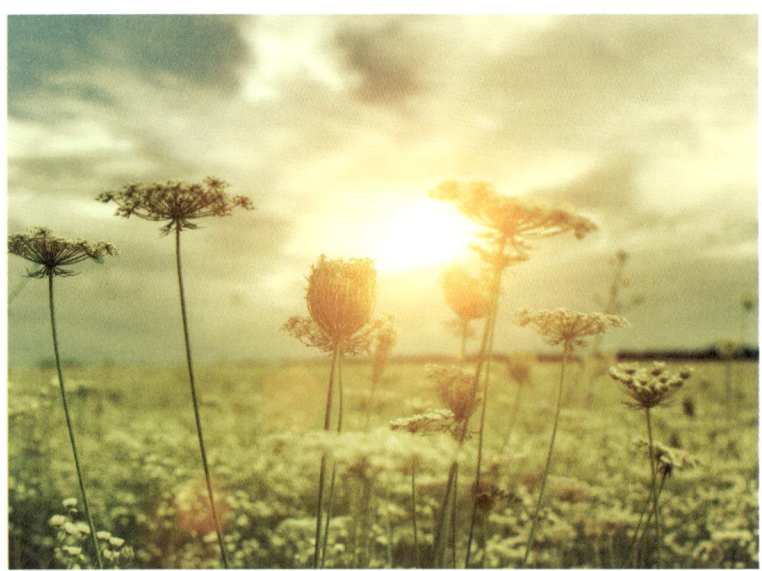

Menschen mögen Sonne lieber als Viren, deshalb geht das Infektionsgeschehen im Sommer stark zurück und wir können in den Urlaub fahren, um neue Viren einzusammeln.

geschehen rasant zurückging. Im ersten Jahr hofften viele Politiker und manche Wissenschaftler (»Es wird keine zweite Welle geben ...«) noch, dass alles so werden würde wie 2002/2003 mit SARS-CoV-1, und verschliefen auch deshalb den Sommer 2020 und Teile des Herbstes. Was dann kam, wissen wir alle: Lockdowns in verschiedenen Abstufungen eigentlich den ganzen Winter 2020/2021 lang. Im Sommer darauf hoffte man auf die Wirkung der Impfungen, merkte aber relativ rasch, dass schon in der zweiten Sommerhälfte die Zahlen, auch wegen der Deltavariante, viel zu stark stiegen. Nur ab Mitte Mai war in den beiden ersten Jahren der Pandemie zumindest in Europa und den meisten Teilen der Nordhalbkugel für knapp drei Monate das große Atemholen angesagt, Coronapause sozusagen, und damit die Gelegenheit zu Urlaub und Erholung.

Saisonalität spielt hier eine entscheidende Rolle, meinten die Experten, die Menschen hielten sich einfach weniger in geschlossenen Räumen auf und im Freien existiert eigentlich nur bei sehr engem Kontakt, wie in dichten Menschenmassen bei Festivals, wirkliche Ansteckungsgefahr. Aber das ist nur ein Teil der Wahrheit, ist der Biophysiker Alois Schmalwieser von der Veterinärmedizinischen Universität (VetMed) in Wien überzeugt. An dieser altehrwürdigen Hochschule wird unter anderem intensiv an der Wirkung von ultravioletter (UV-)Strahlung auf lebende Organismen geforscht, schließlich ist eine veterinärmedizinische Universität ja irgendwie für die gesamte Fauna zuständig. Dass sich ausgerechnet hier, wo es um Tiere und nicht um Menschen geht, seit Jahrzehnten Spezialisten mit der Wirkung von Sonneneinstrahlung auf Lebewesen aller Art und eben auch auf den Menschen beschäftigen, hat historische Gründe: Victor Franz Hess, der Entdecker der

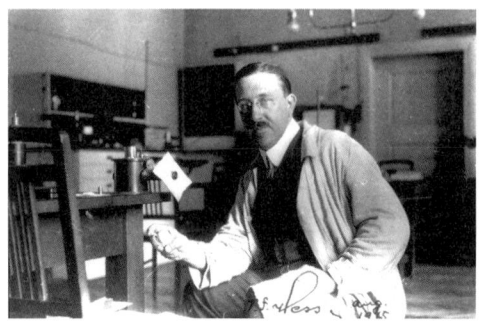

Victor Franz Hess war Österreichs erster Nobelpreisträger und hat die Höhenstrahlung erforscht.

kosmischen Strahlung, die damals noch Höhenstrahlung genannt wurde und zu der auch die UV-Strahlung gehört, die von der Sonne Richtung Erde kommt, forschte an der VetMed in Wien und außerdem in Innsbruck, wo heute noch auf einem Gipfel unmittelbar in Stadtnähe das Observatorium steht, das er 1931 auf 2265 Metern Höhe am Hafelekar bauen ließ. Seinen Nobelpreis für die Entdeckung der Höhenstrahlung bekam der gebürtige Grazer übrigens 1936.

Deshalb also forscht heute auch Alois Schmalwieser an der Wiener Veterinärmedizinischen Universität an der Wirkung von UV-Strahlung. Schon von Beginn der Pandemie an interessierte ihn der Zusammenhang von Sonneneinstrahlung und Virusvermehrung. Die Resultate seiner Studien zeigen, dass das Coronavirus intensives Sonnenlicht gar nicht gut verträgt. Er hat sogar eine animierte Karte erstellt, die zeigt, wie stark die globalen Unterschiede der Besonnung und vor allem auch die Schwankungen durch die Jahreszeiten das Infektionsgeschehen bremsen oder wieder beschleunigen. In unseren Breiten steht die Sonne am 21. Juni im Zenit. Zwölf Wochen oder drei Monate zwischen Mitte Mai und Ende Juli, von etwa sechs Wochen vor bis sechs Wochen nach dem 21. Juni, ist die Strahlung stark genug, um das Virus vor allem auf Oberflächen möglicherweise in Schach zu halten. Deutlich geringer fällt die Strahlungswirkung in der Luft aus, wo die Infektiosität der Aerosole noch zusätzlich durch die Luftfeuchtigkeit beeinflusst wird. Vor Mitte Mai und nach Ende Juli nimmt die Sonneneinstrahlung immer weiter ab und erreicht am 21. Dezember ihr Minimum auf der Nordhalbkugel. In Ländern, die näher am Äquator liegen, ist diese Schwankung geringer und die Sonneneinstrahlung das ganze Jahr über relativ stark. Obwohl die Voraussetzungen in jedem Land ein wenig oder auch grundsätzlich anders sind, zeigt sich doch, dass Regionen mit ganzjährig hoher UV-Strahlung tendenziell ein geringeres Infektionsgeschehen aufweisen. Dazu kommt noch die erhöhte Vitamin-D-Produktion im menschlichen Körper unter Sonneneinstrahlung, die zwar von vielen überschätzt wird, allerdings trotzdem zu einer besseren immunologischen Abwehrlage beitragen kann und so wahrscheinlich einen Teil der Infektionen und der schweren Verläufe verhindert.

Eine noch wesentlich wichtigere Rolle für das Infektionsgeschehen dürfte die Luftfeuchtigkeit spielen. Sie ist aufgrund der höheren Temperatur und damit wegen stärkerer Verdunstung in der Regel im Sommerhalbjahr höher als im Winterhalbjahr. In den Regionen rund um den Äquator ist die Luftfeuchtigkeit ganzjährig höher, weshalb man in diesen Weltgegenden als Tourist besonders stark schwitzt. Die Umgebungsluft nimmt die Feuchtigkeit aus dem Schweiß schlechter auf, das reduziert den Effekt der Verdunstungskälte auf der Haut und sorgt dafür, dass das Schwitzen als Hauptmechanismus der menschlichen Temperaturregulation auf ein Höchstmaß hochgefahren werden muss. Nicht nur Touristen, auch Viren mögen diese Bedingungen wohl nicht so gern. Denn bei hoher Luftfeuchtigkeit werden die Aerosole, an die sich die Viren anhängen, schwerer und fallen eher zu Boden. Dort verdunstet die Flüssigkeit relativ rasch und die Viren werden von der Sonne gegrillt wie die Touristen am Strand und damit genauso inaktiv. Das ist eine nicht sehr exakte oder ausführliche Beschreibung des Vorgangs, aber mehr davon kommt ohnehin später.

Weil jedenfalls bei hoher Luftfeuchtigkeit außerdem die Übertragung von Krankheitserregern auf die Schleimhaut im Mund-Nasen-Rachen-Raum schlechter funktioniert, wird das Infektionsgeschehen durch hohe Luftfeuchtigkeit zusätzlich gebremst. Im Winterhalbjahr ist die Luft in beheizten Innenräumen, wie sie in unseren Breiten üblich und notwendig sind, hingegen deutlich trockener. Dadurch sind die Schleimhäute anfälliger für Virusbefall und die Aerosole halten sich länger in der Luft. Zusätzlich wird im Winter viel weniger gelüftet als im Sommerhalbjahr, wenn die Fenster sehr oft weit offen stehen und Aerosole vom Luftzug verweht werden.

In vielen Gegenden Afrikas, die erstens viel Sonne und eine hohe Luftfeuchtigkeit haben und außerdem wenig geschlossene und beheizte Räume, zeigt sich die positive Auswirkung von Sonne und Luftfeuchtigkeit auf den Infektionsverlauf sehr deutlich, auch wenn natürlich andere Faktoren wie die jüngere Bevölkerung eine größere Rolle spielen. Brasilien, das so wie Afrika überwiegend auf der Südhalbkugel liegt, ist übrigens nicht wirklich ein Gegenbeispiel und hat infolgedessen hohe Infektionszahlen. Denn derjenige Teil des Landes, der sich nahe am Äquator erstreckt und darum besonders heiß und feucht ist, wird großteils (noch!) vom Amazonas-Regenwald bedeckt, dort leben deshalb nur relativ wenige Menschen. Die großen Städte wie Rio de Janeiro liegen auf einer geografischen Breite, die von der Sonneneinstrahlung her eher mediterranen Verhältnissen entspricht. Außerdem haben diese städtischen Regionen eine Bevölkerungsdichte, die die Ausbreitung von Infektionskrankheiten per se begünstigt. Hinzu kommt noch, dass Brasilien seine geografisch nicht wirklich ungünstige Lage wahrscheinlich durch anfangs extrem zögerliche Gegenmaßnahmen verspielt hat.

Die Sonneneinstrahlung hilft uns also im Kampf gegen Covid-19, ihre Wirkung ist jedoch nicht so immens, dass sie dem Virus völlig den Garaus machen könnte. Ihr Effekt ist jedenfalls nicht annähernd so groß, wie er sein könnte – dem Schöpfer sei Dank oder der Evolution. Das, was von der Sonne an UV-Strahlung kommt, erreicht nämlich nur zu einem Teil die Erdoberfläche und besteht aus eher langwelligen und nicht extrem energiereichen Frequenzen. Wäre das anders, gäbe es möglicherweise kein Covid auf diesem Planeten – allerdings auch kein anderes Leben.

Die sterilisierende Kraft der Sonne – technisch genutzt

UV-C-Strahlung, also der Anteil des ultravioletten Spektrums mit der kürzesten Wellenlänge und der meisten Energie, erreicht die Erdoberfläche überhaupt nicht, sogar im Bereich des Ozonlochs wird dieser Anteil des UV-Lichts durch die obersten Schichten der Atmosphäre abgehalten. UV-C-Strahlung vernichtet in einem bestimmten Bereich rund 250 Nanometer Eiweiße, die von lebenden Organismen gebildet und dringend gebraucht werden. Nun scheiden sich die naturwissenschaftlichen Geister an der Frage, ob Viren überhaupt als Lebewesen gelten sollen. Fest steht aber, dass sie UV-C-Licht nicht vertragen, und zwar so sehr nicht vertragen, dass UV-C abstrahlende Lampen schon etliche Jahrzehnte eingesetzt werden, um Viren und andere unerwünschte Organismen zuverlässig zu zerstören. In Operationssälen und weiteren Räumen von Krankenhäusern, aber auch in vielen Laboren sind solche Lampen Standard und nicht mehr wegzudenken. Das Prinzip funktioniert tadellos und hat im Gegensatz zu chemischen Methoden den großen Vorteil, dass keine Resistenzen, etwa gegen die gefürchteten Krankenhauskeime, auftreten können. Mit UV-C können Viren und Bakterien einfach nicht umgehen, Anpassung ausgeschlossen. Deshalb wird UV-C-Strahlung zur Bekämpfung von Krankheitserregern immer wichtiger.

UV-Strahlung und ihre heilsame Wirkung

Zwischen sichtbarem Licht und Röntgenstrahlung sind Wellenlängen der UV-Strahlung angesiedelt, die seit Anbeginn auf die Erde einwirken. Der Mensch lebt genauso wie alles andere, was kreucht und fleucht auf diesem Planeten, schon immer unter dem Einfluss dieser elektromagnetischen Wellen, die fast zur Gänze von unserem Zentralgestirn, der Sonne, kommen. Wesentlich kleinere Anteile stammen von weit entfernten Pulsaren, also unregelmäßig strahlenden Neutronensternen im Universum, und von Polarlichtern, Gewitterblitzen oder Elmsfeuern, bei denen durch elektrische Entladungen Lichterscheinungen auf Masten oder anderen hohen Objekten entstehen. Dem Menschen war die UV-Strahlung die meiste Zeit seiner Entwicklung nicht nur egal, sondern vor allem nicht im Geringsten bewusst. Sonnengott oder Ähnliches reichten als Erklärung für alle möglichen Phänomene vom Gewitter bis zum Sonnenbrand völlig aus.

Im Jahr 1801 begann sich das zu ändern. Da nämlich machte der deutsche Physiker Johann Wilhelm Ritter in Jena bei Experimenten mit Silbersalzen die interessante Beobachtung, dass Strahlung jenseits des violett sichtbaren Lichts Silberchloridpapier besonders effektiv schwärzt. Um sie von den wärmenden Infrarotstrahlen zu unterscheiden, gab er ihnen zunächst den Namen »deoxidierende Strahlen«. Damit sollte der vermutete chemische Charakter der Strahlung betont werden, mit der Folge, dass dieser Teil des Sonnenstrahlungsspektrums bis ins 19. Jahrhundert hinein als chemische Strahlung bezeichnet wurde, erst danach setzte sich die Bezeichnung Ultraviolettstrahlung langsam durch. Knapp hundert Jahre danach wurde UV-Licht erstmals zu medizinischen Zwecken eingesetzt, und zwar von einem österreichischen Arzt, der in Würzburg an der Sache geforscht hatte.

Gustav Kaiser präsentierte 1902 bei der damals weltberühmten Gesellschaft der Ärzte in Wien nicht nur einen erfolgreichen Selbstversuch an einer sehr schlecht heilenden eigenen Hautwunde, sondern auch die Patientengeschichte einer Frau mit Tuberkulose, die mit der UV-Glühlampe binnen vier Wochen geheilt werden konnte. Nach weiteren positiven Experimenten in dieser Richtung veröffentlichte er noch im selben Jahr in den *Innsbrucker Nachrichten* die Meinung, dass das »blaue Licht« keimtötend wirken müsse. Die Erkenntnisse von Kaiser fußten wohl auf den Beobachtungen der beiden britischen Forscher Arthur Downes und Thomas P. Blunt, dass Mikroorganismen unter starker Sonnenbestrahlung ihre Vermehrung verlangsamen oder sogar einstellen.

In den letzten beiden Jahren gab es nicht nur unglaublich viele Forschungsanstrengungen hinsichtlich Impfstoffen und Medikamenten, auch mit UV-C-Licht wurde ausgiebig experimentiert. Bei der Firma Signify etwa, die früher ein Teil des Philips-Konzerns war, konzipiert man Anwendungen für Flughäfen oder Supermärkte wie Lichttunnel, in denen die Einkaufs- oder Gepäckwagen desinfiziert werden. Das Problem mit UV-C-Licht ist, dass es dermaßen aggressiv gegen Organismen aller Art wirkt, dass es nicht nur für Viren, sondern auch für Menschen gefährlich werden kann. Speziell die Augen können schon nach einer kurzen Exposition durch UV-C-Licht rasch und nachhaltig geschädigt werden. Also kann UV-C-Strahlung im Alltag nur sehr selektiv eingesetzt werden, nämlich dort, wo gerade garantiert kein Mensch in den Bereich der Strahlungsquelle gelangen kann.

Moderne Sensortechnik macht es trotzdem möglich, dass UV-C-Desinfektion als potenter Virenkiller in Zukunft eine Rolle spielen wird – bei einer der nächsten Pandemien zum Beispiel, falls dabei Schmierinfektionen eine größere Rolle spielen sollten als bei SARS-CoV-2. Es gibt sogar bereits jetzt sehr spannende Anwendungen. Manche Hersteller von Lüftungsanlagen setzen

UV-C-Licht zusätzlich zu den Filtern ein, die mit den Aerosolen auch die Viren aus der Luft holen können. Die Domäne der UV-C-Desinfektion sind aber die Oberflächen, vor allem natürlich dort, wo viele Menschen mit ihnen in Berührung kommen.

Ein großer schwedischer Möbelkonzern hat in bester Lage, an der längsten Einkaufsstraße Europas, in Wien, ein nagelneues Kaufhaus eröffnet. In diesem Möbelhaus gibt es etwas Besonderes. Nur wird das wohl kein Kunde bemerken, denn diese Besonderheit leuchtet im Verborgenen, konkret in den Eingeweiden der zahlreichen Rolltreppen, die das Möbelhaus in der Mitte durchziehen. Dort, wo die schwarzen Handläufe aus Kunststoff nicht zu sehen sind, also quasi an der Unterseite der Rolltreppe, werden die Viren und Bakterien, die von den Händen der Kaufwilligen stammen, durch eine starke UV-Lampe gekillt. Im Gegensatz zu Handläufen oder Geländern aus Metall, auf denen sich Krankheitserreger meist nicht sehr lange halten können, ist das Plastik der Handläufe von Rolltreppen notwendigerweise sehr biegsam,

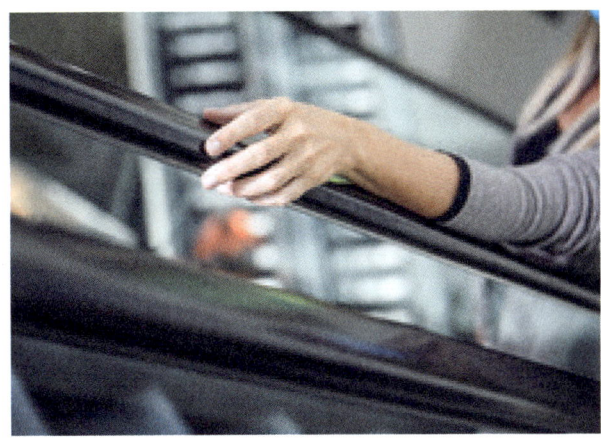

Viren mögen porösen Gummi, deshalb sind die Handläufe von Rolltreppen potenzielle Infektionsherde.

deshalb auch porös und ein guter Aufenthaltsort für Viren und anderes Zeug.

Die Rolltreppenbauer von Schindler haben die UV-C-Technologie schon seit Jahren erforscht und optimiert, zum Beispiel so, dass die verwendeten Lichtfrequenzen das biegsame Plastik nicht schädigen. Trotzdem war dieser intelligente Virenkiller jahrelang ein Ladenhüter, mit der Influenza hatten sich die Gesellschaften und Gesundheitssysteme irgendwie arrangiert, bis dann Covid-19 dazukam. Jetzt wird dem Schweizer Unternehmen das patentierte System aus den Händen gerissen, die Nachfrage ist enorm, und das, obwohl die Schmierinfektion über die Hände im Falle von SARS-CoV-2 nicht wirklich relevant ist. Aber wer weiß, was der nächste Pandemieerreger im Repertoire hat. Ein gutes Gefühl gibt es dem Kunden allemal. Auf einer derart ausgestatteten Rolltreppe greift man also immer ein steriles Stück Oberfläche an, es sei denn, jemand läuft die Rolltreppe hoch und fasst dabei ständig an eine andere Stelle.

Und was ist mit dem Lift? Auch dort hat das Virus keine Chance mehr, wenn es sich um einen Aufzug der Firma Schindler handelt – also zumindest dann, wenn es das moderne Modell ist, das die Menschentransporteure aus der Schweiz zur Abwehr von Viren konstruiert haben. In den Kabinen dieser jüngst entwickelten Serie befindet sich neben einem Luftreinigungsgerät mit integriertem UV-C-Strahler auch eine kräftige UV-C-Lampe an der Decke. Ein ausgeklügeltes und mehrfach abgesichertes Sensorsystem sorgt dafür, dass diese Lampe zuverlässig dunkel bleibt, wenn sich Menschen in der Kabine befinden. Ist sie aber leer, und das sind Aufzugskabinen häufig, nimmt sich die Lampe die Bakterien und Viren zur Brust, die in der Luft und auf den Oberflächen auf ihre menschlichen Wirte warten. Eine solche Technologie ist viel wichtiger, als man denkt, denn Aufzugskabinen lassen sich logischerweise nur schwer mit leistungsfähigen Lüftungssystemen ausstatten, schließlich bewegen sie sich in einem engen Schacht im Inneren eines Gebäudes. Obendrein werden sie im Laufe eines Tages von vielen Menschen benutzt. Die Wahrscheinlichkeit, dass ein Infizierter einsteigt, ist also einigermaßen hoch. Diese Person lässt dann Tröpfchen und Aerosole in der Innenluft des Aufzugs zurück, und eine fehlende Belüftung und das sehr kleine Raumvolumen machen dies umso gefährlicher. Nur sehr wenige Liftkabinen öffnen sich zu beiden Seiten, wodurch wenigstens für kurze Zeit eine Querlüftung entsteht, die die Virenkonzentration in der Luft temporär verringert.

Aerosole in Aufzugskabinen

Wie relevant das Problem der fehlenden Belüftung in Aufzügen tatsächlich ist, zeigt eine Studie der Universität Amsterdam,[12] die im ersten Coronajahr durchgeführt wurde. Die Forscher simulierten mit einer Sprühdüse den Aerosolausstoß eines einzigen Husters (nicht die Person ist gemeint, sondern ein singulärer Vorgang – ein einmaliges Husten). Mittels Laserlicht konnten die Wissenschaftler verfolgen, wie sich die Aerosolteilchen in einem normalen Betriebsmodus des Aufzugs verhalten. Die Tür eines Aufzugs steht in der Regel zwischen 10 und 20 Prozent der Zeit offen, wenn die Benutzer ein- oder aussteigen. Es dauerte 12 bis 18 Minuten, bis die Tröpfchen so weit verdünnt waren, dass eine Infektion unwahrscheinlich wäre. Einzelne infektiöse Partikel mit hoher Virenladung können allerdings bis zu 30 Minuten in der Luft schweben. Wenn man Pech hat, erwischt man das beim Einatmen.

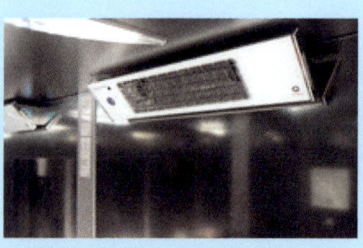

In dieser Aufzugskabine wird UV-C als Virenkiller gleich doppelt eingesetzt, nämlich zur Luftreinigung und zur Oberflächendesinfektion.

Dies ist kein theoretisches Risiko, sondern leider praktisch belegt durch den Fall einer Coronapatientin in China, die im Juli 2021 im Fahrstuhl und ohne direkten Kontakt insgesamt 71 Menschen infiziert haben soll. Die brave Frau hatte sich an die damals geltenden Quarantänevorschriften gehalten und den Lift stets nur allein benutzt. Sie stieg aus, die Viren aber fuhren weiter auf und ab.

Wenn die Nutzer im Aufzug dann auch noch laut sprechen, singen, streiten oder telefonieren, dann vervielfacht sich die Virenlast rasch.

Weil in kaum einem anderen Setting so viele Menschen einen so engen Raum gemeinsam nutzen, stellen Aufzugskabinen ein unterschätztes Risiko dar. Solange sich die Desinfektion mit UV-Licht noch nicht flächendeckend durchgesetzt hat, sind Masken, Einzelbenutzung und Schweigen im Lift daher eine ebenso gute Idee wie das alternative Benutzen des Treppenhauses. Telefonieren im

Aufzug ist übrigens nach Meinung vieler nicht nur eine infektiologische, sondern auch eine soziale Zumutung – dagegen hilft auch UV-Desinfektion nicht. Apropos Smartphone: Besagte Aufzugsfirma hat schon vor Jahren ein System entwickelt, bei dem man die Aufzüge mittels App und eigenem Smartphone bedienen kann – von außen, wenn man den Aufzug ruft, aber auch in der Kabine selbst, statt die Wahlknöpfe für die Stockwerke zu drücken. Klingt nach Spielerei am Handy, könnte aber eines Tages extrem wichtig werden, etwa im Zuge einer Epidemie oder gar Pandemie, die von Viren verursacht wird, die stärker als SARS-CoV-2 durch Schmierinfektion übertragen werden.

Die Kandidatenliste möglicher Nachfolger von Corona mit erhöhter Neigung zur Schmierinfektion ist lang und durchaus prominent besetzt, hier die wichtigsten Gruppen:

- Adenoviren
- Hepatitis-A-Viren
- Herpes-simplex-Viren
- Influenzaviren
- Humanes Metapneumovirus
- Humane Noroviren
- Polioviren
- Rotaviren

Je mehr Menschen auf der Welt leben, je mehr sich diese Menschen bewegen und je näher sie mit ihrem Siedlungsraum an Lebensräume von Tierarten heranrücken, desto wahrscheinlicher ist es, dass auch in einer dieser Virengruppen eine Mutation entsteht, die Übles im Schilde führt. Deshalb ist es selbst während der aktuellen Seuche, die vorwiegend über die Luft übertragen wird, so wichtig, im Bereich der Desinfektion nicht nur, aber auch mit Licht neue Arten von Virenkillern für unser Alltagsleben zu erforschen, zu erproben und einzusetzen. Die Menschheit wird sie vielleicht am Beginn eines kommenden Infektionsgeschehens gut brauchen können. Denn häufiges Händewaschen oder Handdesinfektion werden als Gewohnheit wohl schnell wieder verloren gehen. Dies ist umso ungünstiger, wenn man bedenkt, dass die erfolgreiche Bekämpfung von Infektionskrankheiten in weiten Teilen nicht mit Medikamenten zu tun hat, sondern schlichtweg mit Hygiene. Der Alt-Österreicher, Chirurg und Geburtshelfer Ignaz Semmelweis (ja, es liegt ein schwacher Hauch von Nationalstolz in der Luft) hat bereits Mitte des 19. Jahrhunderts nicht nur erkannt, dass es das Leben unzähliger Mütter retten kann, wenn sich der Arzt nach dem Verlassen des Seziersaals und vor dem Betreten des Kreißsaals ganz simpel die Hände mit Seife wäscht, sondern er hat dazu auch die allererste evidenzbasierte Studie[13] der Medizingeschichte durchgeführt – obwohl dieser Begriff damals noch nicht bekannt war.

Viele der größten Erfolge der modernen Medizin sind auf den Einsatz von Hygienemaßnahmen und nicht auf pharmazeutische oder chirurgische Leistungen zurückzuführen – ganz abgesehen davon, dass die Arbeit der Chirurgen im OP ohne Hygienemaßnahme für die Patienten meist und den Arzt gelegentlich fatal enden würde. Auch in der gegenwärtigen Pandemie haben sogenannte nicht-pharmazeutische Interventionen wie Masken oder Abstandsregeln den rasanten Anstieg der Infektionszahlen gebremst oder gar gestoppt. Der Verzicht auf das Händeschütteln oder auf Umarmungen sind für das soziale Wesen Mensch zumindest in manchen Weltgegenden nur schwer zu ertragen. Die Sache mit dem Kontakt ist unserer Spezies einfach zu wichtig, hat im Kampf gegen Covid-19 jedoch vermutlich Leben gerettet.

Aber das ist Viren egal, und vielleicht wird ja ein zukünftiger Erreger extrem stark über den Kontakt mit anderen Menschen und Oberflächen übertragen. Dann bleiben vielleicht nur jene Kaufhäuser offen, die die richtigen Rolltreppen und Lifte haben. Forscher der Columbia University in New York haben jüngst eine UV-C-Lampe konstruiert, die mit Wellenlängen arbeitet, die für das menschliche Auge ungefährlich sein sollen. Bis zur breiten Anwendung braucht es noch viele Studien, die die Unbedenklichkeit belegen. Bei einer der nächsten Pandemien könnten UV-C-Lampen als Virenkiller jedoch schon eine größere Rolle spielen und dazu beitragen, dass das Social Distancing dank technischer Hilfe nicht ganz so strikt ausfallen muss wie bei Covid-19.

Aber das ist zum Glück noch nicht spruchreif beziehungsweise notwendig. Da auf die natürliche Kraft der Sonne offenbar aber nur zeitweise Verlass ist und in Innenräumen sowieso nicht, müssen wir in unseren Breiten vor allem im Winterhalbjahr bis auf Weiteres unsere Kontakte deutlich reduzieren.

Social Distancing bei Menschen und anderen Lebewesen

Infektionskrankheiten verbreiten sich durch Kontakt zwischen Lebewesen. Das gilt natürlich auch für Viruspandemien. So weit, so klar, so banal. Deshalb ist die Kontaktreduktion in Form von

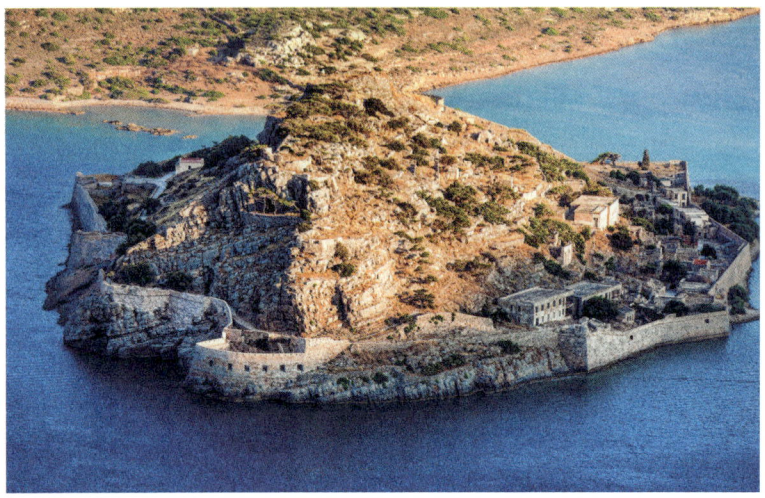

Auf der kleinen Insel Spinalonga vor Kretas Küste befand sich einst eine der letzten Lepra-stationen Europas.

Abstand, Quarantäne oder Lockdowns eindeutig ein Virenkiller, wenn auch gelegentlich unterschätzt und oft ungeliebt. Einerseits unterschätzt, weil viele Menschen die Wirksamkeit nicht wahr-haben wollen, und andererseits ungeliebt, weil diese Maßnah-me auch emotional nicht geschätzt, sondern nicht selten sogar gehasst wird. Dabei ist ein reduzierter Kontakt – nach unserem Immunsystem – mit Sicherheit der älteste Killer von Krankheits-erregern aller Art. Machen wir als Beleg zunächst einen kleinen Ausflug nach Griechenland.

Die kleine Insel Spinalonga in einer nach Osten gewandten Bucht vor der Nordküste Kretas ist ein ungemein gespenstischer und spannender Platz. Viele verfallende und einige renovierte Gebäude erzählen unerhörte Geschichten. Spinalonga war eine der letzten großen Leprakolonien auf europäischem Boden. Ein junger Mann brachte mir vor 25 Jahren diese Szenerie nahe, sein Name war Dimitri, er war Student in Athen und finanzierte sich sein Leben damit, Interessierte wie mich durch die Gassen Spinalongas zu führen. Die alte Siedlung in der Südostecke heißt nämlich wie die Insel selbst. Dimitri hatte die Fähigkeit, extrem lebendig und glaubhaft vom Leben in der ehemaligen Leprakolonie zu erzählen. Dies lag auch daran, dass er die Geschichten von seinem geliebten Onkel aus erster Hand kannte, den er während der Semester jede Woche in einem Altersheim nahe Athen besuchte. Dorthin hatte man die letzten paar Dutzend Bewohner von Spinalonga nach der Auflösung der Leprakolonie gebracht, um sie medizinisch zu versorgen und ihnen menschenwürdige letzte Jahre zu ermöglichen. Dimitris Onkel war einer der letzten Bewohner der Insel gewesen, litt selbst schwer an Lepra und hat fast sein ganzes Leben auf diesem isolierten Flecken Erde im Mittelmeer verbracht. Als ich mit Dimitri in einem nicht abreißenden Strom von Schilderungen durch Spinalonga trieb, war alles noch völlig morbide, viele Gebäude waren tote Ruinen. Die grausamen und berührenden Episoden, die mir der Onkel durch den Mund von Dimitri näherbrachte, erweckten jedoch alles zum Leben. Sollten Sie irgendwann in der Nähe sein, lassen Sie sich das mittlerweile teilrenovierte Spinalonga nicht entgehen, schon deshalb, weil dadurch ein wichtiger Abschnitt europäischer Medizin- und Seuchengeschichte erfahrbar wird.

Die Lepra ist eine der ältesten bekannten und beschriebenen Krankheiten überhaupt und war wohl der Ausgangspunkt des organisierten Social Distancing, zumindest in Europa. Eine Distanzierung mit christlichem Sanctus, denn schon im Buch Levitikus im Alten Testament der Bibel findet sich ein Satz, der sinngemäß dem

Aussätzigen eine Wohnung außerhalb des Lagers zuweist, also in räumlicher Distanz zu anderen Menschen.

Allerdings ist dieses Absondern, das auf Spinalonga übrigens in den meisten Fällen ohne direkten Zwang geschehen ist, wie mir der Neffe des einst »Aussätzigen« schilderte, mit Sicherheit keine christliche Erfindung, nicht einmal eine menschliche. Es ist vielmehr ein sehr natürliches Verhalten und schon im Tierreich ein wichtiger Mechanismus zur Verhinderung von Infektionsketten. Sogar Fledermäuse mit ihrem bärenstarken Immunsystem (Seite 15) tun es im Krankheitsfall. Deutsche und amerikanische Forscher haben das in einer Studie[14] vor Kurzem mit Sensoren nachgewiesen. Ähnliche Verhaltensweisen des freiwilligen sozialen Distanzierens sind unter anderem auch bei Insekten, Affen oder Meerestieren beobachtet worden.

Manchmal werden die infizierten Tiere aber auch aggressiv aus der Gruppe ausgestoßen. Das entspricht wohl instinktiv dem Recht des Stärkeren, das vielleicht auch all jene antreibt, die meinen, dass halt bloß die ärgsten Risikogruppen, etwa in Altenheimen, isoliert werden sollen, damit alle anderen ungestört weiterleben können – was nebenbei bemerkt in unserer Gesellschaft niemals funktionieren kann. Meist allerdings halten sich infizierte Tiere freiwillig, also wohl instinktiv, von ihren Artgenossen fern. Wir Menschen machen das in der Regel auch, wenn wir eine Infektion spüren. »Ich will niemanden anstecken« ist ein starkes und kluges Motiv, um sich zumindest zeitweise abzusondern. Die Menschen auf Spinalonga taten das sogar lebenslang. Deshalb ist die Insel, wie man heute noch sehen kann, ein weitgehend autarker Lebensraum gewesen, mit allem, was man braucht. Es gab sogar einen Priester, der übrigens erst 1962, fünf Jahre nach den letzten erkrankten Bewohnern, die danach unbewohnte Insel verlassen hat.

Distanzierung ist also ein natürlicher Impuls kranker Lebewesen. Wenn das Social Distancing hingegen gesunden Menschen verordnet wird, die persönlich nicht besonders viel Angst vor einer Ansteckung haben, dann entwickeln sie innere Widerstände, die nur durch massiven Druck von außen oder aber mit viel persönlicher Disziplin und Rücksichtnahme auf andere überwunden werden können. Und Letztere haben halt nicht alle oder vielleicht sogar eher die Wenigsten. Deshalb also Gesetze und Verordnungen, die allerdings auch nur dann wirken, wenn die Bevölkerung wirklich mitspielt.

Das Wunder von Taiwan

Das beste Beispiel dafür, dass Social Distancing auch im Pandemiefall in einer globalisierten Welt extrem wirkungsvoll sein kann, ist eine Insel im chinesischen Meer, keine 150 Kilometer südöstlich von der chinesischen Küste entfernt. Die Seuche ging nämlich lange Zeit so gut wie spurlos an Taiwan vorbei, und das, obwohl die Insel nur ein paar Hundert Kilometer Luftlinie von Wuhan, dem vermutlichen Ursprungsort der Pandemie, entfernt liegt. Außerdem gibt es trotz politischer Eiszeit intensive wirtschaftliche Verflechtungen zwischen Festland-China und Taiwan. In Nichtpandemiejahren arbeitet fast eine halbe Million Taiwanesen in der Volksrepublik gegenüber – Pendler mit dem Flugzeug oder mit der Fähre, die meisten Monats- oder Wochenpendler, manche machen sich sogar täglich auf die Reise. Auch deshalb prognostizierten Wissenschaftler der höchst renommierten Johns Hopkins University in Baltimore im US-Bundesstaat Maryland zu Beginn der Pandemie ein extremes Risiko einer besonders rasanten Ausbreitung des Covid-19-Virus auf der Insel. Weit gefehlt. Im ganzen ersten Jahr der Pandemie wurden in Taiwan insgesamt weniger als 1000 Infektionen registriert, 200 Tage lang, vom Ostersonntag 2020 an, hat sich sogar kein einziger Mensch auf der Insel mit Corona angesteckt. Dabei gab es keinen einzigen Tag Lockdown auf der Insel. Masken wurden zwar sicherheitshalber getragen, waren aber vermutlich unnötig, weil das Virus ja gar nicht grassierte. Möglich wurde diese totale Eindämmung durch extreme Abschottung und Quarantäne, also durch eine Form des Social Distancing, die darauf abzielt, die möglichen Infektionsquellen von der Bevölkerung fernzuhalten – ähnlich, wie das schon bei Lepra der Fall gewesen ist. Damals gab es etwa an den Militärgrenzen zwischen dem Habsburgerreich und der osmanischen Welt eine ganze Reihe von Quarantänestationen, die die Krankheit draußen halten sollten. Ein paar Hundert Jahre später wurde die gesamte Welt rund um Taiwan zur Leprakolonie, nur dass statt eines Bakteriums das SARS-CoV-2-Virus ausgesperrt wurde. Natürlich hat Taiwan den Vorteil eines Inselstaats, aber das allein hätte schon angesichts der regen Wirtschaftsbeziehungen mit China nicht gereicht. Die wurden zwar am Anfang rigoros heruntergefahren, später setzte man dann jedoch ganz auf eine extrem konsequente Überwachung aller, die von außen auf die Insel kamen. Einreisende mussten praktisch ausnahmslos in eine strikte Isolation, die noch dazu streng kontrolliert wurde. Die 14-tägige Quarantäne konnte auf eigene Kosten in einem Vertragshotel der Regierung oder in einem privaten Haushalt verbracht werden, der über ein separates Zimmer samt Bad verfügte und in dem keine Personen älter als 65 Jahre alt waren und keine Kinder unter 6 Jahren lebten. Regelmäßig gab es Kontrollbesuche durch die Ausländerpolizei oder Gesundheitsbehörden, zusätzlich wurde die Position des Handys an den Funkzellen überwacht und stellte zusammen mit Kontrollanrufen eine Art smarte Fußfessel dar. Bei Verstößen drohten Strafen bis zu 29 000 Dollar. Kein Wunder, dass es praktisch keine Verstöße gab. So also drückte Taiwan das Infektionsgeschehen Richtung null, indem es sich per Quarantäne vom Rest der Welt distanzierte. Probleme bekam das Land erst, als es im April 2021 die Quarantänebestimmungen für Piloten und Flugbegleiter lockerte. Ein Hotel am Flughafen ignorierte dann die immer noch bestehenden Regeln für das Flugpersonal und brachte es in einem Gebäude unter, das auch inländische, also taiwanesische Touristen bewohnten. Die Infektionsketten, die dadurch entstanden, haben zu einer Vervielfachung der Fallzahlen in Taiwan geführt.

Die simple Mathematik der Kontaktvermeidung und ihre Grenzen

Die anfänglich erfolgreiche Bekämpfung von SARS-CoV-2 in Taiwan war nur möglich, weil der Inselstaat seine Lektion aus SARS-CoV-1 gelernt hatte. Davon war das Land nämlich besonders stark betroffen gewesen und hatte gemeinsam mit Kanada (Kasten Seite 22) die höchste Todesrate weltweit. Deshalb also die rasche Reaktion. Schon am 31. Dezember 2019 begannen taiwanesische Behörden mit den Maßnahmen, nachdem sie durch einen chinesischen Whistleblower, einem Augenarzt namens Li Wenliang aus Wuhan, von den Fällen neuartiger Lungenentzündungen erfahren hatten, die große Ähnlichkeiten mit SARS aus dem Jahr 2003 aufwiesen. Die damals relativ hohe Fall- beziehungsweise Opferzahl durch SARS-CoV-1 erklärt auch die Disziplin, mit der die Quarantäne und damit das Social Distancing in Taiwan eingehalten wurde. Die Bevölkerung hatte Angst und kooperierte in höchstem Maß, obwohl es diesmal so gut wie keine Fälle gab.

Die meisten gesunden Menschen in anderen Weltgegenden verabscheuen allerdings jede Art von Social Distancing und haben große Probleme, sich daran zu halten. Der Mensch ist ein sehr soziales Wesen und sein – für diesen Planeten fataler – Erfolg in den letzten Jahrtausenden basiert nicht zuletzt auf seiner Fähigkeit zu Kommunikation und Kooperation. Dass die meisten von uns gleichzeitig rücksichtslose Egoisten sein können und das von Wirtschaft und Politik gern ausgenutzt wird, steht auf einem anderen Blatt. Jedenfalls sind wir in den meisten Fällen nach Kontakt zu anderen Menschen geradezu süchtig. Party! Oder halt zumindest ein paar Freunde zum Essen einladen. Wenigstens die engsten Verwandten treffen.

In der Pandemie ist aber genau das nicht möglich, das Gegenteil ist angesagt, nämlich Social Distancing. Dabei ist der Ausdruck eigentlich falsch und irreführend. Gemeint ist eigentlich keine soziale Distanzierung, sondern vielmehr eine räumliche Distanzierung aus sozialen Gründen. Und ganz ehrlich: So wichtig der persönliche Kontakt auch ist, die sozialen Beziehungen lassen sich im Zeitalter von Smartphones, Videoanrufen und Zoomkonferenzen auch aus der räumlichen Distanz aufrechterhalten. Natürlich war die Belastung durch das Social Distancing für viele Menschen sehr hoch. Gerade für die Jungen ist es nicht leicht zuzusehen, wie die besten Jahre im Lockdown vergehen. Aber zumindest einen Teil der Kritik an der angeblichen Vereinsamung der Menschen durch Social Distancing könnte man durchaus eher einer mangelnden Verzichtsfähigkeit der verwöhnten Spaßgesellschaft zuordnen als einer echten psychologischen Notlage. Aber es leben halt grosso modo in jeder Hinsicht verwöhnte Generationen zumindest in den reichen Ländern Europas und das ist im Grunde ja ein erfreulicher Befund. Das mit dem Verzicht auf auch nur irgendwas ist allerdings nicht so unser Ding, und das könnte angesichts der begonnenen Klimakatastrophe noch ein viel größeres Problem werden.

Aber auch wenn Social Distancing und Quarantäne nicht rasend beliebt sind, funktioniert Abstand zumindest theoretisch und im Idealfall als Virenkiller exzellent, wie nicht nur das taiwanesische Beispiel zeigt. Dazu gibt es laut Wikipedia[15] sogar eine »einfache« mathematische Formel:

$$R = (1 - (1 - a^2) \times f) \times R_0$$

Keine Sorge, hier folgt keine detaillierte Erklärung, nur eine einfache Übersetzung für alle, die wie ich Mathematik oberhalb der Prozentrechnung für eine Geheimwissenschaft halten:

Wenn nur jeder Vierte seine physischen sozialen Kontakte auf die Hälfte reduziert, dann sinkt die Übertragungsrate R auf 81 Prozent des Ausgangswerts. Nur jeder Vierte und nur um die Hälfte, das ist erstaunlich wenig! Je mehr Menschen ihre Kontakte, vielleicht sogar um mehr als 50 Prozent, reduzieren, umso besser lässt sich die Vermehrung des Virus verhindern. Die erste Welle ebbte in unseren Breiten auch deshalb so rasch und stark ab, weil die Menschen Angst hatten und die Straßen vieler Orte wochenlang unglaublich leer waren. Meine Heimatstadt Wien etwa stellte im Frühjahr 2020 ein geradezu gespenstisches Szenario ohne Menschen dar. Da war garantiert weit mehr als jeder Vierte weit weniger als 50 Prozent von normal unterwegs.

Beim Social Distancing gilt also: überschaubarer Aufwand – erstaunlich große Wirkung. Das zeigt sich auch daran, dass Inseln wie Taiwan, Australien oder Neuseeland, aber auch Länder wie China, die beim Distanzhalten per Abstand, Lockdown oder Quarantäne besonders gründlich oder erfolgreich waren, über weite Strecken der Pandemie nicht nur keine Übersterblichkeit hatten, sondern sogar nennenswerte Untersterblichkeit, also weniger Todesfälle als in durchschnittlichen Jahren. Es gab in diesen Phasen nämlich nicht nur keine Covid-19-Opfer, sondern auch weniger Unfallopfer und so gut wie keine Grippetoten oder schwere Verläufe anderer Infektionskrankheiten, die durch Kontakt, Tröpfchen oder Aerosole verbreitet werden und in normalen Jahren eben auch gar nicht so selten auf der Intensivstation oder in der Pathologie enden. Die Sache hat nur einen entscheidenden Haken: In einer globalisierten Welt mit einer erdumspannenden Mobilität, die größer ist als je zuvor in der Menschheitsgeschichte, und dazu noch mit einer extrem hochgeschätzten individuellen Freiheit lassen sich sämtliche Maßnahmen des Social Distancing auf Dauer einfach nicht durchhalten. Da stellt sich dann die Frage, ob sie über längere Zeit eine adäquate Strategie sein können.

Diese Erfahrung musste im Spätsommer 2021 etwa Neuseeland machen, ein Land, das bis dahin durchaus erfolgreich auf Abschot-

tung gesetzt und in eineinhalb Jahren Pandemie lediglich 26 Todesfälle mit Covid-19 zu verzeichnen hatte. Als abgelegene Insel,
umgeben vom Ozean, war die Devise von Zero Covid, also der
vollständigen Infektionseindämmung durch Abschottungsmaß-
nahmen, eine durchaus nachvollziehbare Strategie, die der Bevölkerung lokale Einschränkungen über weite Strecken ersparte.
Aber Ende August 2021 musste sich die Regierung das Scheitern
dieses Plans eingestehen. Der Infektionsdruck durch die Deltavariante hatte die Bastion fernab aller Festlandkontinente quasi zum
Einsturz gebracht. Dies war umso schlimmer, als man sich angesichts sehr geringer Ansteckungszahlen nicht rechtzeitig um den
Fortschritt beim Impfen der Bevölkerung gekümmert hatte. Nun
befürchtet man auch in Neuseeland Infektionen und Todesfälle,
notwendige lokale Maßnahmen und vielleicht auch eine markante
Übersterblichkeit.

Auch Singapur ist seit Sommer 2021 dabei, seine No-Covid-Stra-
tegie mit extremen Quarantänevorschriften zu ändern und auf
eine Mischung aus Impfungen und das Motto »Wir werden mit
dem Virus leben lernen müssen« zu setzen.

In Australien entstand im Sommer 2021, also im Winter der Südhalbkugel, in etlichen Bundesstaaten eine ähnliche Situation wie
in Neuseeland. Da das Land wegen des Erfolgs einiger rascher
Lockdowns und konsequenter Quarantäne zu diesem Zeitpunkt
eine der niedrigsten Impfquoten unter allen entwickelten Ländern
aufwies, beschloss etwa der Bundesstaat Western Australia im
September 2021, sich bis weit ins Jahr 2022 hinein vom Rest des
Kontinents abzuschotten. Offenbar will man lieber allein als mit
dem Virus leben. Ein ganzer Kontinent hat es in einer Pandemie

halt schwerer als eine Insel, auch wenn sich auf diesem Kontinent nur ein einziger Staat befindet.

In Europa mit seiner extrem engen Verflechtung Dutzender Staaten und Völker ist die Bewältigung einer Pandemie noch einmal viel schwieriger. Auf ein wirklich konsequentes oder gar rigoroses Quarantäneregime wurde aus Rücksichtnahme auf Wirtschaft und Befindlichkeit der Menschen sehr oft verzichtet. Ein Transit- und Touristenland wie Österreich, voll mit Menschen, die sich nicht einmal von Tempolimits gern einschränken lassen, hat überhaupt relativ schlechte Karten. Aber dafür, dass Deutschland keine Insel ist und Österreich nicht einmal eine Küste hat, standen wir hinsichtlich der Übersterblichkeit in der Pandemie bis Sommer 2021 gar nicht so schlecht da: Die Statistik zeigt 50 zusätzliche Tote pro 100 000 Einwohner in Deutschland, leider mehr als doppelt so viele, nämlich 110, in Österreich. Ich als Wiener sage: Die Piefke sind halt einfach disziplinierter als die Ösis, wenn auch nicht so sehr wie Taiwanesen oder Neuseeländer.

Masken – unterschätzt, überschätzt, wenig geschätzt

Auf den nächsten Seiten werden wir uns dem Nasen-Rachen-Raum zuwenden und zunächst natürlich jener Maßnahme, die diese Körpergegend, in der sich SARS-CoV-2, aber auch andere Viren so gern vermehren, vor einer Infektion schützen soll. Nach anfänglicher Unsicherheit hat sich weltweit auf individueller Ebene der Mund-Nasen-Schutz oder eine entsprechende Schutzmaske als

Mittel der Wahl erwiesen. Egal, ob man das mag oder persönlich für sinnvoll hält, einige Wochen nach Ausbruch der Pandemie wurde eben klar, dass das Virus oral und nasal, also vorwiegend beim Atmen, in den menschlichen Körper gelangt. Am Ende dieses Teils werden Sie, geneigte Leserin, auch wissen, warum Michael Winter das Kamerateam und mich mit einer Sprühflasche in der Hand empfangen hat, und seine Beweggründe verstehen.

Aber zunächst ein Outing: Ich persönlich bin dezidierter Maskengegner, zumindest prinzipiell. Genauer: Jede Art von Verkleidung oder Maskierung ist mir suspekt oder sogar zuwider. Ich kann nicht sagen, woran das liegt. Meine Mutter erzählt, dass ich schon als Kind nicht nur Nikolaus und Krampus immer lächerlich gefunden habe, sondern mich auch mit Tränen und Wutausbrüchen gegen den Besuch von Faschingsfesten und ähnlichen Verkleidungsveranstaltungen gestemmt habe. Zum Glück war Halloween damals in unseren Breiten noch kein Thema, es hätte mich zusätzlich traumatisiert. Außerdem bin ich mit Filmen aufgewachsen, in denen die Bösewichte, Bankräuber und andere Banditen zum Beispiel sehr oft eine Maske trugen, die guten Jungs aber nie. So etwas prägt halt auch. Aber sehr viele Menschen lieben Masken und Verkleidungen, in Deutschland und Österreich gibt es diesbezüglich richtige Volksbewegungen zu Zeiten des Karnevals oder Faschings. Dann kam Corona und die Sache mit den Masken hat trotzdem viele Menschen selbst in Karnevals- und Faschingsregionen wirklich aufgeregt. Aber das ist ja kein Wunder – das größere Wunder ist für einen Maskengegner wie mich persönlich, dass Verkleidungen nicht generell und immer abgelehnt werden, vor allem jene im Gesicht.

Mimik macht den Menschen

Keine andere Spezies hat eine so hoch entwickelte Mimik wie der Mensch. Mimik kommt überhaupt erst bei den höheren Säugetieren vor, etwa bei Hund, Katze, Pferd, deutlich weniger bei Schweinen oder Rindern. Vereinfacht gesagt: Wer mehr Mimik hat, wird Haustier; alle anderen werden eher gegessen, auch wenn das natürlich vom kulturellen Kontext abhängt. Affen zum Beispiel zeigen eine recht hoch entwickelte Mimik und sind diesbezüglich gegen uns Menschen trotzdem nur Anfänger. Über 50 Prozent der menschlichen Kommunikation erfolgt über Gestik und Mimik und das Mienenspiel ist sogar eine Art Weltsprache. Erst Ende 2020 wurde eine aufwendige Studie[16] von Forschern der kalifornischen US-Universität Berkeley veröffentlicht, die mithilfe von *deep learning*, also einer hoch entwickelten Methode maschinellen Lernens durch besonders schnelle Computer, unter anderem Unmengen von Fotos und Filmen aus allen Weltgegenden analysierte und fest-

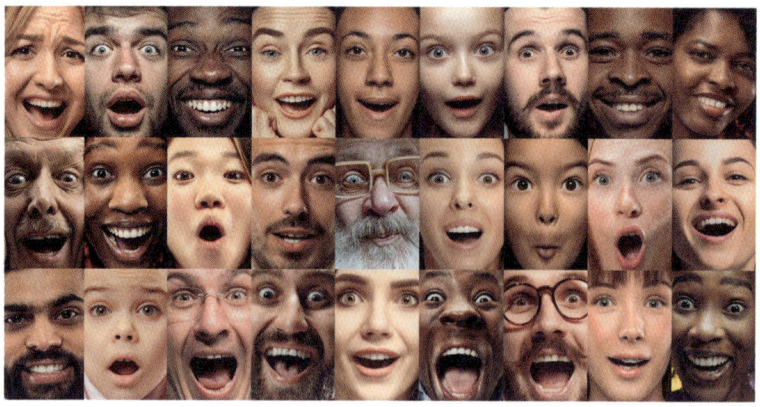

Die reichhaltige menschliche Mimik ist weltweit fast identisch und noch dazu weitgehend angeboren.

stellte, dass sich etwa 70 Prozent der Kommunikation per Mimik weltweit im Wesentlichen gleichen. Auch viele andere Studien haben zeigen können, dass alle Menschen auf dieser Welt ein großes Repertoire an Mimik teilen. Das gilt übrigens auch für Menschen, die blind geboren wurden. Emotionale Ausdrücke dürften also zu einem überwiegenden Teil angeborenes menschliches Erbe sein und nicht vor allem kulturell erlernt durch Wahrnehmung und Nachahmung. Schon 1872 stellte übrigens Charles Darwin diese These in seinem Werk *The Expression of the Emotions in Man and Animals* auf und sie blieb seither im Kern unwidersprochen.

Wir Menschen verfügen außerdem mit großem Abstand über die meisten Gesichtsmuskeln von allen Lebewesen, und dies sind nicht weniger als 50 von unseren insgesamt etwa 650 Muskeln im Körper! Und diese Muskeln setzen wir auch extrem stark zur Kommunikation ein, vor allem zum Vermitteln von Gefühlen. Freude, Wut, Angst, Ekel, Trauer und Überraschung gelten als die sechs Basisemotionen, die wir mit diesen vielen Gesichtsmuskeln ausdrücken können. Vor allem die Muskeln von der Stirn abwärts werden dafür genutzt, man denke nur an die Bewegungen von Mund und Nase, wenn wir lächeln, die Nase rümpfen, die Zunge zeigen oder eine Ekelschnute ziehen. Ein Lächeln erfordert im Schnitt die Ansteuerung von 17 Muskeln vor allem unterhalb der Nase. Zum Glück müssen wir diesen Vorgang nicht bewusst steuern.

Wenn Mund und Nase also verdeckt und nicht sichtbar sind, können wir zwar noch lächeln, aber für unser Gegenüber wird es schwierig, dies zu erkennen. Mit den Augen zu lächeln ist wohl nur im poetischen Sinne ein vollwertiger Ersatz. Was die Gefühle angeht, macht es uns sozusagen zu niederen Säugetieren, wenn wir einen Mund-Nasen-Schutz oder eine FFP2-Maske (Filtering Face Piece) tragen. Schon im Mai 2020 gab es die ersten Experimente, die zeigten, dass es je nach ausgedrückter Emotion schwierig bis unmöglich ist, die Gefühle von Maskenträgern richtig zu interpretieren. Kinderärzte, Psychologen und Pädagogen machen sich seither Sorgen um die emotionale Entwicklung der Kleinsten, die ja auch das Erkennen von Gefühlen zumindest teilweise noch lernen müssen. Mittlerweile haben weiterführende Studien[17] zwar gezeigt, dass Kinder offenbar auch, was das Erkennen von Mimik angeht, sehr anpassungsfähig sind, aber angesichts solcher Befürchtungen ist es kein Wunder, dass die Masken, die in vielen Phasen der Pandemie verpflichtend waren und wohl zumindest teilweise auch noch sein werden, bei vielen Menschen ziemlich unbeliebt sind. Noch dazu, weil immer wieder Zweifel auftauchen und geschürt werden hinsichtlich der Frage, ob die Mimikkiller Aerosole überhaupt effektiv zurückhalten. Darüber gab es in den sozialen Medien und wohl auch in vielen Familien heftige Diskussionen. Erstaunlicherweise gehört es jedoch in den allermeisten Kulturen schon seit vielen Generationen zum guten Ton, sich beim Husten oder Niesen die Hand vors Gesicht zu halten. Natürlich nicht aus reiner Höflichkeit, sondern damit Sekret und darin enthaltene Krankheitserreger nicht in allzu großem Ausmaß auf andere Menschen und Gegenstände geschleudert werden. Es reicht ein wenig Hausverstand, um einzusehen, dass Masken das Gleiche leisten und daher in einer Pandemie durchaus Sinn ergeben. Natürlich wird kein Mund-Nasen-Schutz wirklich dicht sein können und Aerosole sind ja noch viel kleiner als Nieströpfchen, aber die besten verfügbaren Studien, die mit ausgeklügelten Methoden durchgeführt wurden (Kasten Seite 111/112), zeigen, dass sowohl ein chirurgischer Mund-Nasen-Schutz als auch FFP2-Masken bei vorsichtiger Einschätzung etwa 50 Prozent Schutzwirkung gegen Kontamination im Bereich der Atmungsorgane bieten.

Masken auf dem Prüfstand

Festzustellen, wie gut Masken vor Aerosolen und damit Coronaviren schützen, ist gar nicht so einfach. Eine der besten und aufwendigsten Untersuchungen[18] weltweit fand erst Anfang 2021 in Marburg in Deutschland statt. Das Testsetting war nach zahlreichen Pilotversuchen ausgesprochen ausgeklügelt und bestand im Kern aus menschlichen Köpfen. Keine Sorge, sie waren aus Kunststoff, hergestellt nach dem Vorbild deutscher Durchschnittsköpfe von einem 3-D-Drucker. Zusätzlich waren sie noch mit speziellem Gummi überzogen, um den Sitz auf einer hautähnlichen Oberfläche möglichst exakt zu imitieren. Praxisnah nennt man das. Die Kopfattrappen hatten sogar eine künstliche Luftröhre, in der sich die Aerosole sammelten, die in den Plexiglasraum eingeleitet wurden, in dem die Köpfe dem Partikelstrom ausgesetzt wurden. Dass diese Versuchsanordnung funktioniert, zeigt sich schon daran, dass etwa FFP2-Masken deutlich schlechter abschnitten als in einem reinen Materialtest, bei dem sie rund 98 Prozent Filterleistung erbrachten. Am Kopfmodell sank diese Erfolgsquote auf rund 65 Prozent. Masken aus chinesischer Produktion (KN-95) schnitten in diesem Test übrigens mit 41 Prozent Filterleistung schlechter ab als solche nach europäischem

Standard. Das könnte auch an kleinen Unterschieden in der Gesichtsform zwischen Asiaten und Europäern liegen.

Der in dieser Studie ebenfalls getestete Atemwiderstand stieg bei allen FFP-2-Masken auf das Doppelte oder sogar Dreifache an, was nach Meinung der Marburger Forscher dazu führen könnte, dass die dichtesten Masken weniger gern getragen werden oder aber mehr seitliche Lecks provozieren, durch die dann ungefilterte Luft eindringt. Optimale Masken sind daher nicht einfach nur besonders dicht, sondern ein Kompromiss aus Dichtheit und der Möglichkeit, subjektiv ausreichend Luft zu bekommen. Man sieht also, wie schwierig es ist, überhaupt zu messen, wie gut Masken schützen; aber man sieht auch, dass sie wirken, wenngleich fern von Perfektion.

Grundsätzlich geht es bei allen Maßnahmen, sowohl beim Tragen von Masken als auch beim Social Distancing, sowieso nicht um vollständigen Ansteckungsschutz für den Einzelnen, sondern um eine Reduktion des Infektionsgeschehens in der Gesellschaft insgesamt, um das Gesundheitssystem nicht zu überlasten. Ein 50-prozentiger Schutz ist da ganz ordentlich, das müssen auch wir eingefleischten Maskengegner angesichts der simplen Mathematik eingestehen.

Gute Luft schlecht kriegen?

Natürlich steht es außer Frage, dass man subjektiv betrachtet schlechter Luft bekommt, wenn man mit einer Maske vor Mund

und Nase atmet. Ein dadurch entstehender CO_2-Überschuss unter der Maske würde beim Einatmen aus meiner Sicht sogar die eine oder andere Äußerung Maskierter im Fasching erklären. Diese Bösartigkeit meinerseits funktioniert aber nicht wirklich, denn zum Glück ist die Lunge ein bemerkenswert überdimensioniertes Organ, sie kann ihre Leistung vervielfachen. Untrainierte Menschen mit gesunden Atemwegen nutzen bei Alltagstätigkeiten nur etwa maximal ein Drittel ihrer Möglichkeiten des Sauerstoffaustauschs. Deshalb zeigten zahlreiche Studien auch keinen relevanten Abfall der Sauerstoffsättigung bei Maskenträgern, und das sogar dann, wenn es sich um Personen mit vorgeschädigter Lunge etwa durch COPD, also chronische Lungenverengung, handelt. Erst bei körperlich richtig anstrengender Arbeit ergibt sich die Notwendigkeit von Pausen, in denen die Masken abgelegt werden sollten. Allerdings sind die Intervalle mit etwa zwei Stunden bei Weitem größer als jene von Zigarettenpausen, um irgendein Beispiel zu nennen, das allerdings eine durchaus einleuchtende Relevanz für die Lungenfunktion hat.

Masken als Training statt Schutz

Manche Sportler benutzen seit Jahren Trainingsmasken, die den Atemwiderstand erhöhen und so Atemmuskulatur und Zwerchfell trainieren sollen. Unter Wissenschaftlern ist die Effektivität solcher Hilfsmittel umstritten. Manche halten sie für nutzlos, weil Menschen, die trainieren, ohnehin kein Defizit in der Atemmuskulatur haben. Sie profitieren also nicht von diesen Masken. Andere halten sie bei extremen Belastungen sogar für gefährlich, zum Beispiel könnten Bergsteiger dadurch nicht die Belastung in großer Höhe trainieren. Das funktioniert auch schon deshalb nicht, weil man in großer Höhe nicht mit weniger Luft, sondern nur mit weniger Sauerstoff in der Luft zu kämpfen hat, was die Widerstandsmasken gar nicht simulieren können. Auch die Sportwissenschaftler sind also Maskengegner – allerdings nur dann, wenn es um fitte Sportler geht, weil es für diese schlichtweg keinen Sinn ergibt, Maske zu tragen. Couch-Potatoes hingegen können von moderater Bewegung mit Maske durchaus profitieren, etwa bei Spaziergängen. Denn eine unterentwickelte Atemmuskulatur wird durch einen relativ kleinen zusätzlichen Widerstand ein wenig trainiert, und daraus resultiert ein gewisser Zuwachs an Fitness und bei entsprechender Konsequenz auch ein Verlust an Übergewicht. Ob das reicht, um Schutzmasken attraktiver zu machen?

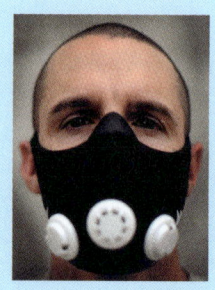

Hier trägt ein Master Sergeant der Air Force eine Maske zum Training des Atemwiderstands.

Das europäische Grippewunder – Fakten und Gefühle

Insgesamt sind Masken nach Einschätzung aller wirklichen Experten ein sehr geeignetes und ungefährliches Mittel, um das

Infektionsgeschehen wenn auch naturgemäß nicht völlig, aber deutlich zu verringern. Einen sehr starken, zusätzlichen Beweis liefert zum Beispiel die Grippewelle in Österreich im Zeitraum von Herbst 2020 bis Frühjahr 2021. Es gab sie schlicht und ergreifend nicht – und das, obwohl die echte Grippe in Österreich pro Jahr in der Regel zwischen 1000 und 4000 Menschen das Leben kostet. In der Grippesaison 2020/2021 wurden hingegen überhaupt nur zwei Influenzafälle (nicht Todesfälle!) offiziell registriert, während in anderen Jahren allein in der Zwei-Millionen-Stadt Wien bis zu 20 000 Erkrankungen pro Woche gemeldet werden. An der Grippeimpfung, die im Herbst 2020 vermehrt, aber längst nicht flächendeckend in Anspruch genommen wurde, kann es nicht gelegen haben, die wirkt einfach nicht gut genug, um so viele Fälle zu verhindern. Und die einzige Maßnahme, die verpflichtend die ganze Wintersaison über in Österreich aufrechterhalten wurde, war die Maskenpflicht. Die Abstandsregel hingegen war in vielen Lebenssituationen ohnehin nicht durchgängig einzuhalten, man denke nur an öffentliche Verkehrsmittel.

Der ganze Kontinent erlebte übrigens im Winterhalbjahr 2020/2021 ähnlich beeindruckende Rückgänge des Influenzageschehens, sodass die europäischen Gesundheitsbehörden in der Rückschau von einem »Grippewunder« in dieser Saison sprechen. Das widerlegt natürlich massiv die Position jener Maskenkritiker, die meinten, dass sich in und an einem Mund-Nasen-Schutz mit der Zeit Krankheitserreger anreichern und die nicht regelmäßig gewechselten Stoffteile im Gesicht damit quasi zu einer Art Infektionsbombe mutieren würden. Da man davon ausgehen muss, dass bestenfalls ein Teil der Masken wirklich optimal aufbewahrt und rechtzeitig ausgetauscht wird, ist diese Angst nicht nur angesichts des europäischen Grippewunders unberechtigt gewesen. Denn auch viele andere, harmlose und nicht so harmlose, respiratorisch übertragene Infekte wurden 2020/2021 zur Mangelware. Alle Fakten sprechen also gegen uns Maskengegner.

Aber Fakten sind die eine Seite, Emotionen die andere. Und weil das Gesicht halt so viel mit Gefühlen und ihrer Kommunikation zu tun hat, ist es nun wirklich kein Wunder, dass niemand Masken wirklich mag – obwohl sogar ich als lebenslanger Maskenverächter mit der Zeit zur Auffassung gekommen bin, dass so eine hübsches, buntes Filtering Face Piece angesichts des zunehmenden Alterungsprozesses meinem eigenen Aussehen gar nicht abträglich ist. Außerdem werden vor allem Frauen in meiner Wahrnehmung durch Masken attraktiver. Bevor ich jetzt feministisch gesteinigt werde: Das liegt ausschließlich daran, dass ich mir zu jedem weiblichen Augenpaar, unter dem eine Maske sitzt, Nase, Mund und Kinn meiner Frau vorstelle. Sie findet das übrigens nicht nur okay, sondern besteht sogar darauf.

Masken sind gut, Selbsthilfe wäre besser

Aber ganz egal, ob man Masken eher emotional oder rational bewertet, ihr Vorteil, dass sie zu 50 Prozent vor einer Infektion schützen, ist gleichzeitig ein entscheidender Nachteil. Da sie selbst bei optimalem Gebrauch und regelmäßigem Wechsel nur eine Halbierung des Risikos bringen, ist man immer zusätzlich auf andere Maßnahmen angewiesen, wenn man außer Haus geht, wie eben auch das Abstandhalten zu anderen Personen. Eine ganze Pandemie lang zu Hause bleiben, das schaffen eher nur schwer kranke Menschen oder solche mit postviraler Erschöpfung höchsten Grades (Seite 46), und die tun dies nur höchst unfreiwillig. Da alle gängigen Maßnahmen mit Menschen zu tun haben, ist man also immer auf die Kooperation anderer angewiesen – auf Rücksichtnahme, Altruismus, Solidarität, Disziplin, Einhaltung von Regeln und so weiter, lauter Eigenschaften also, die in einer individualisierten Konsumgesellschaft eigentlich aus der Mode gekommen sind und in den letzten beiden Jahren deshalb ohnehin schon überbeansprucht wurden. Ganz zu schweigen davon, dass sich manche Menschen aufgrund ihrer Einstellung oder Persönlichkeitsstruktur grundsätzlich schwer mit solchen Begriffen tun und mit ihrer praktischen Anwendung im Pandemiealltag noch viel schwerer.

Wie verlockend wäre da eine Selbsthilfemaßnahme, die man ganz allein durchführen kann. Eine Maßnahme, die das Risiko zumindest einer schweren Erkrankung wesentlich stärker reduziert als alle anderen Maßnahmen, die allen aufgezwungen werden müssen, egal ob sie charakterlich dafür geeignet sind oder nicht. Damit käme man endlich auf die Ebene der viel beschworenen Eigenverantwortung, könnte sein Schicksal ein gutes Stück weit in die eigenen Hände nehmen und wäre weder von der Kooperation anderer noch im schlimmsten Ernstfall vom Vorhandensein eines freien Intensivbetts abhängig. Genau eine solche Selbsthilfemaßnahme will Michael Winter, der Mann, den ich ursprünglich für einen Spinner hielt, gefunden haben. Er sprüht eine Substanz in den Nasen-Rachen-Raum und killt damit das Virus, behauptet er. Das muss man sich als neugieriger Journalist einfach genauer anschauen.

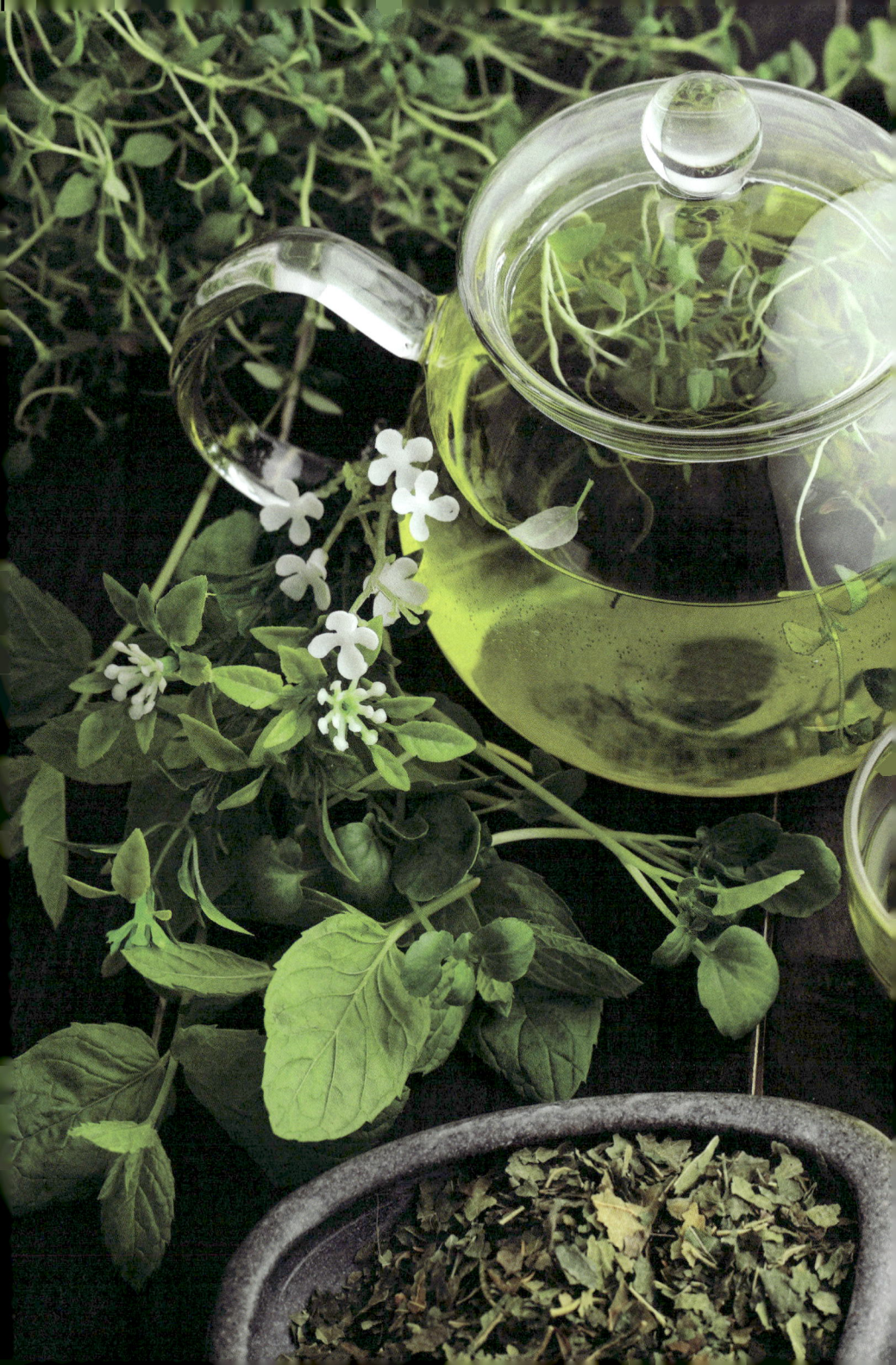

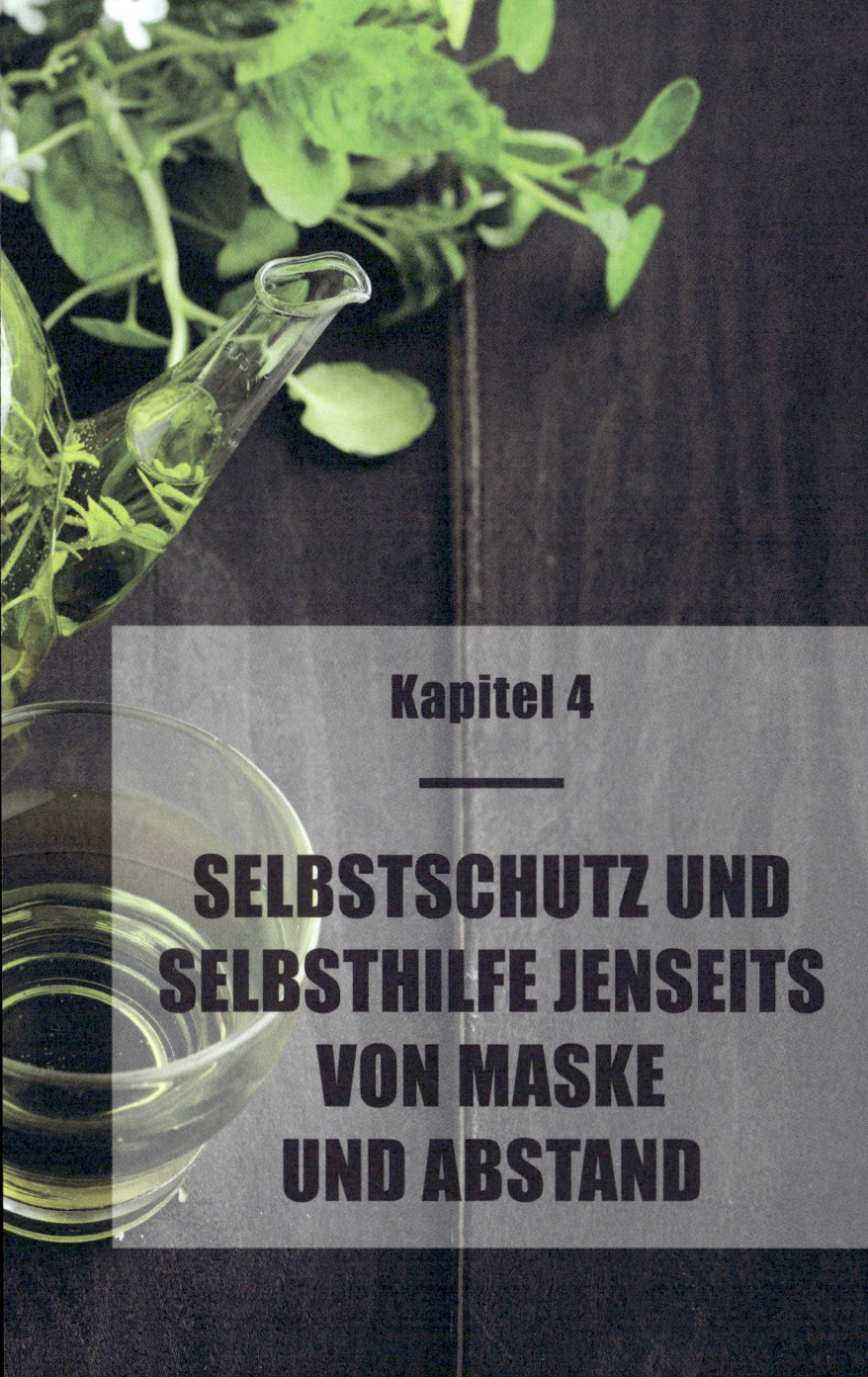

Kapitel 4

—

SELBSTSCHUTZ UND SELBSTHILFE JENSEITS VON MASKE UND ABSTAND

Simple Virenkiller – aus der Mode gekommen und einfach vergessen

Mit einer verlockenden Aussicht auf Selbsthilfe in Zeiten schrumpfender Solidarität und Disziplin, gepaart mit Neugier als Berufskrankheit, machte ich mich auf die Suche nach dem Haken in Michael Winters Theorie. Es ist ja so, dass wir Journalisten im besten Fall ein wenig arbeiten wie Forscher. Wir hören eine Behauptung, die einer These in der Wissenschaft entspricht, und machen uns auf die Suche nach Gegenargumenten oder Belegen für die Fehlerhaftigkeit der Behauptung, was der Falsifizierung in der Wissenschaft gleichkommt. Wer nicht so vorgeht, darf sich eigentlich nicht Journalist beziehungsweise Wissenschaftler nennen.

Mein erster Rechercheweg führte mich telefonisch in die größte Klinik Österreichs, jene der Medizinischen Universität Wien. Dort beschäftigt man sich natürlich auch intensiv mit der Mikrobiologie und Virologie im Nasen-Rachen-Raum. Hier werden Gurgelate – also das, was nach dem Gurgeln ausgespuckt wird –, aber auch Nasensekretproben und ähnlich zähes Zeug genauestens unter die Lupe genommen. Ist es also prinzipiell sinnvoll, den Nasen-Rachen-Raum mit Sprays und Lösungen zu behandeln, so wie Michael Winter das tut? Ja, ist es, wie mir Frau Professor Birgit Willinger, Leiterin der Abteilung für Mikrobiologie, am Telefon mitteilt, und zwar durchaus und sogar mit unterschiedlichsten Substanzen und Methoden. Weil sie wegen der vielen Gurgelate gerade wenig Zeit hatte, schickte sie mir gleich eine E-Mail mit Anhang. Dieser enthielt schon in der Überschrift spannende Informationen:

»Anwendung von Gurgellösungen und Nasensprays – zwei weitere Verbündete in der Abwehr von viralen Erkältungskrankheiten auch in Covid-19 Zeiten«[19]

Über ein Jahr nach Ausbruch der Pandemie zeigt der ganze Inhalt dieser Aussendung der Österreichischen Gesellschaft für Hygiene, Mikrobiologie und Präventivmedizin im Februar 2021 eindeutig, dass Maßnahmen wie Gurgeln und die Behandlung des Nasen-Rachen-Raums per Spülung oder Spray für die Reduktion der Viruslast und die Abwehr von Infektionskrankheiten eine große Relevanz besitzen. Sie »kamen aber aus der Mode«, wie es wörtlich in dem Schreiben heißt. Dafür gibt es jetzt modische Masken in allen Farben und Mustern.

Bereits knapp drei Monate vorher sah sich die Deutsche Gesellschaft für Krankenhaushygiene zu einer ähnlichen Aussendung[20] veranlasst und empfahl ausdrücklich viruzides Gurgeln und viruzides Nasenspray, um »die Viruslast an den Eintrittspforten zu reduzieren, da die Wahrscheinlichkeit einer Infektion mit der Exposition zunimmt und die anfängliche Viruslast Einfluss auf den Schweregrad der Infektion hat«. Das klingt nicht nur interessant, sondern sogar höchst relevant. Im Dezember 2020 war die Pandemie auch schon fast ein Jahr alt. Aber die späte Verlautbarung lag nicht darin begründet, dass erst völlig neue Forschungen auf Schiene gebracht werden mussten, sondern auch laut den deutschen Krankenhaushygienikern daran, dass aus der Mode gekommen war, was man längst kannte. In der deutschen Aussendung heißt es zudem sehr erhellend:

»Antiseptisches Gurgeln und nasale Antiseptik sind zu Unrecht in Vergessenheit geratene simple Präventionsmaßnahmen. Gurgeln wurde lange Zeit zur Verringerung von Infektionen der oberen Atemwege und zur Behandlung bakterieller/viraler Infektionen (z. B. Halsentzündung, Erkältung) eingesetzt, ist aber aus der Mode gekommen. Das Händewaschen mit Wasser und Seife und das Gurgeln mit Kochsalzlösung wurden schon während der Spanischen Grippe 1918 der Bevölkerung in Deutschland vom Reichsgesundheitsrat als Präventionsmaßnahme empfohlen.«

Knapp 100 Jahre später war diese wirklich einfache und spottbillige Maßnahme – zumindest in Europa – schlicht »aus der Mode gekommen«:

»2009 wurde das Gurgeln vom japanischen Ministerium für Gesundheit, Arbeit und Wohlfahrt verstärkt während der H1N1-Schweinegrippe-Pandemie propagiert und wird erneut seit der COVID-19 Pandemie ausdrücklich der Bevölkerung zur täglichen Durchführung empfohlen.«

Eine solch ausdrückliche Empfehlung an die Bevölkerung ist außerhalb der doch recht engen Zirkel der Krankenhaushygieniker und Mikrobiologen zumindest in Österreich und Deutschland nicht zu erkennen.

Birgit Willinger führt das auf die allgemein geringe Wahrnehmung der Wertigkeit von Hygienemaßnahmen gegen Infektionskrankheiten zurück, die in den letzten Jahrzehnten zumindest in unseren Breiten entstanden ist: »Unsere Gesellschaft ist sehr er–

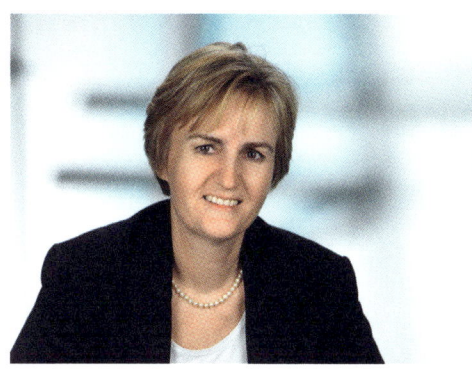

Birgit Willinger ist Mikrobiologin und Präventionsexpertin an der Medizinischen Universität Wien.

folgsorientiert, das Heilen einer Krankheit verschafft ein sichtbares Erfolgserlebnis, wohingegen die Verhinderung durch Vorbeugung nicht als Erfolgserlebnis wahrgenommen wird. Wenn man gesund bleibt, hat sich im Grunde nichts verändert, das ist schon fast langweilig, weil man eben den Erfolg einer Maßnahme nicht wirklich sieht. Dabei ist es unzweifelhaft vorteilhafter, das Entstehen einer Erkrankung zu verhindern, als erst in einem späteren Stadium zu reagieren, wenn die Infektion bereits ausgebrochen ist und behandelt werden muss. Eine nicht aufgetretene Erkrankung wird aber nicht erkannt und somit werden auch die Hygienemaßnahmen nicht als Erfolg wahrgenommen.«

Die Psychologen nennen dieses Phänomen »Präventionsparadoxon«, und der Ausdruck beschreibt die Gemüts- und Erkenntnislage sehr vieler Menschen nicht nur in dieser Pandemie. So ist es auch zu erklären, dass man den Menschen zu Beginn des Jahres 2020 das richtige, also hygienisch ausreichende Händewaschen und andere Hygienemaßnahmen erläutern und näherbringen musste. Birgit Willinger meint, dass eine ausführliche Erklärung der Anwendung und des Nutzens von Gurgellösungen, Nasensprays, Nasenspülungen und Inhalationen auch kein Fehler gewesen wäre, um es gelinde auszudrücken. Wie wir gesehen haben, hat die Prävention im Bereich des Nasen-Rachen-Raums in asiatischen Ländern einen deutlich höheren Stellenwert. Dies erklärt zum Teil vielleicht auch die wesentlich geringeren Fall- und Todeszahlen etwa in Japan oder Südostasien. Was in unseren Breiten ausdrücklich empfohlen und ausführlich erklärt wurde, war die Handhygiene, der Abstand zu anderen Menschen und die Masken vor dem Lächeln. Auch gut, aber wohl nicht gut genug. Warum nicht wenigstens allen Infizierten oder positiv Getesteten die ausdrückliche Empfehlung oder sogar detaillierte Anweisung zur Reduktion der Viruslast per Spülung oder Spray mit in die Quarantäne gegeben wurde, ist einigermaßen rätselhaft. Es sei denn, man akzeptiert widerspruchslos, dass Dinge, die »aus der Mode gekommen« sind, nicht erwähnt werden sollten. Dabei ist die Schwelle für die meisten Anwendungen genauso niedrig wie das Risiko von Nebenwirkungen. Das bloße Spülen mit Kochsalzlösung in einer Konzentration von etwa 2 bis 3 Prozent ist schon ein effektives Mittel, um die Schleimhäute von Mund und Nase weniger empfindlich für den Befall durch Viren oder Bakterien zu machen. Die Weltmeere haben eine etwas höhere Konzentration, sodass Nebenwirkungen ausgeschlossen sind, wenn man die Gefahr des Ertrinkens beim Gurgeln einmal außer Acht lässt.

Virenkiller, die auch noch gut schmecken

Wem Salzwasser nicht so liegt (Österreich etwa ist ein Binnenland und hat nur Süßwasserseen), der kann auch mit Leitungswasser zubereiteten grünen Tee gurgeln und spülen. Dieser stärkt nicht

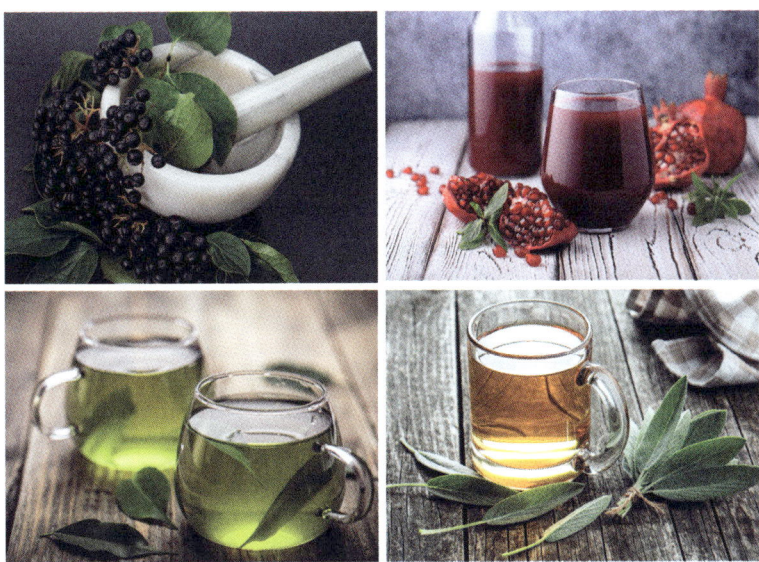

Zu den Virenkillern aus der Natur gehören neben Salzwasser unter anderem auch Aronia, Granatapfel, Grüntee und Salbei.

nur die Schleimhautbarriere, sondern setzt auch noch dem Virus zu. Zu grünem Tee gibt es genauso gute Studien, die sich detailliert in den Aussendungen der Fachgesellschaften finden lassen, wie zur Wirksamkeit von isotonischer Kochsalzlösung. Ähnliches gilt für Granatapfel- oder Aroniasaft, die zumindest im Labor nachgewiesenermaßen viruzid wirken. Nach 1 Minute Einwirkzeit von Grüntee oder dem Saft von Granatapfel oder Aronia etwa sinkt die Infektiosität von SARS-CoV-2 in Zellkulturen um satte 97 Prozent. Aber das ist noch lange nicht das Ende der antiviralen Fahnenstange, denn bestimmte ätherische Öle zeigen in Laborversuchen sogar eine 100-prozentige viruzide Wirkung.

Eine solch hohe Wirksamkeit gilt übrigens auch für einige desinfizierende Mundspüllösungen, die in Zahnarztpraxen in Gebrauch
sind. Einige davon sind im Drogeriemarkt erhältlich, wie zum Beispiel bekannte, bunt verpackte Mundspülmittel eines amerikanischen Impfstoffherstellers. Wer es lieber ganz natürlich mag, kann
zu Salbei greifen, denn die alte Heilpflanze ist nachgewiesenermaßen gegen Grippeviren und gegen weniger gefährliche Viren aus
der Coronafamilie wirksam. Die Deutsche Gesellschaft für Krankenhaushygiene nimmt daher an, dass Salbei, als simple Gurgellö-
sung angewandt, mit hoher Wahrscheinlichkeit auch SARS-CoV-2
wirksam bekämpfen kann.

Verpasste Chancen, neue Ansätze und ein Rhinologe

Als diese Hinweise im Dezember 2020 beziehungsweise Februar 2021 veröffentlicht wurden, war schon alle medizinische Hoffnung mit gutem Grund aufs Impfen fokussiert. Die gewaltige Flut
an Forschungsgeldern floss am Nasen-Rachen-Raum vorbei statt
durch ihn hindurch, wie wir später noch sehen werden. Damit wurden viele Chancen für neue Entwicklungen hinsichtlich Infektions-
prävention und Kontrolle des Krankheitsverlaufs verpasst und man
hätte vielleicht schon lange vor dem ersten Impfstich gewusst, ob
etwa die Methode von Michael Winter einen noch viel größeren
Nutzen bringen könnte als die bewährten Mittel von Salzwasser
bis Salbei. Bereits im März 2020 nämlich hatte sich der Wiener
an einen absoluten Spezialisten für den Nasen-Rachen-Raum ge-
wandt.

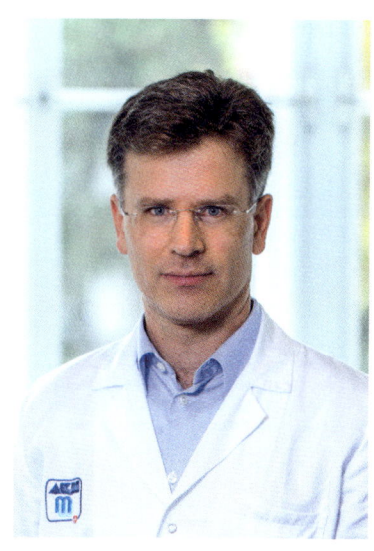

Christian Müller ist Nasenfetischist und Leiter der Riech- und Schmeckambulanz des Wiener Allgemeinen Krankenhauses.

Christian Müller leitet die Riech- und Schmeckambulanz des Wiener Allgemeinen Krankenhauses und man könnte ihn durchaus als Nasenfetischisten bezeichnen, allerdings in erster Linie, was das Innere des Riechorgans betrifft. Seine Studenten schätzen ihn außerordentlich, wie ich anlässlich von Dreharbeiten für die TV-Dokumentation zum Thema »Virenkiller« feststellen konnte. Gleich mehrere von ihnen meldeten sich freiwillig für eine Endoskopie von Nase und Rachen, die wir mitfilmen wollten. Die Prozedur ist kein problematischer Eingriff, besonders angenehm ist sie allerdings auch nicht. Aber Professor Müller ist eben beliebt, weil er ein witziger und eloquenter Vortragender, ein ausnehmend fairer Prüfer und außerdem Arzt aus Berufung ist, wie seine Studenten im vertraulichen Gespräch meinten. Sollte es ein Maßstab für den Grad der Berufung sein, dann könnte auch sein fast 20 Jahre alter Passat als Beleg dienen, aus dem er an jenem Tag ausstieg, bevor die Dreharbeiten begannen. Ärzte mit weniger Berufung würden oft neue dicke Geländewagen fahren, meinten die Studenten. Aber vielleicht sind das ja alles nur Vorurteile. Professor Müller jedenfalls versteht nicht, wie man viele Tausend Euro für ein großes, neues Auto samt Ressourcenverbrauch in Produktion und Betrieb aufwenden kann, wenn das alte, kleinere einen ja auch noch tadellos von A nach B bringt.

Professor Müller erzählt mit großer Begeisterung vom Innenleben des menschlichen Gesichtsschädels. Er operiert auch gern Nasen, die nach Unfällen (mit dicken, schnellen Autos?) so zerstört sind, dass ihre Träger zu wenig Luft bekommen, weil die Nasenscheidewände verbogen, vernarbt oder verwachsen sind. Die Nasen werden durch diese Operationen auch außen wieder ansehnlich, aber darum geht es Professor Müller nicht in erster Linie, obwohl er auch als Schönheitschirurg gefragt wäre und wahrscheinlich ziemlich reich – was aber wohl nicht das Ende seines Passats bedeuten würde. In die Nase gekommen ist der Wiener übrigens durch einen Studienaufenthalt in Deutschland. Dort entdeckte er seine Begeisterung für das Riechen und Schmecken. Das ist nicht kulinarisch gemeint, sondern medizinisch, und nach seiner Rückkehr in die Donaumetropole wurde der Rhinologe mit den Jahren zum Leiter der Riech- und Schmeckambulanz in Österreichs größter Klinik.

Riechen und schmecken – beziehungsweise nichts riechen und nichts schmecken? Da war doch irgendetwas mit Corona, oder? Professor Müller verwundert dieses häufige Symptom einer Covid-19-Erkrankung nicht wirklich, denn man beobachtet es auch bei anderen Infekten im Bereich der Nase. Vereinfacht gesagt schädigt das Coronavirus die Stützzellen des Riechepithels, also jenes Teils der Schleimhaut, wo das Riechen stattfindet. Da gehen die dort befindlichen Riechzellen zugrunde und man riecht nichts mehr. Im Mund-Rachen-Raum passiert Ähnliches mit dem Geschmackssinn. Professor Müller könnte über dieses Thema stundenlang reden, denn er weiß wirklich alles über seine Lieblingsregion des menschlichen Körpers – die zufälligerweise auch die Lieblingsregion von SARS-CoV-2 ist, das sich dort bei angenehmen 33 bis 34 Grad Celsius am besten vermehrt. Weil Professor Müller aber auch alles über Störungen und Infektionen in seiner Lieblingsgegend weiß, wandte sich Michael Winter, der behauptet, SARS-CoV-2 im Nasen-Rachen-Raum stoppen zu können, an den Rhinologen.

An dieser Stelle müssen wir einige Jahre zurückspringen. Die beiden kennen einander, weil Michael Winter den Hals-Nasen-Ohren-Spezialisten einige Jahre zuvor, nämlich 2013, aufgesucht hatte und von ihm wegen einer immer wieder aufflammenden, extrem hartnäckigen Nebenhöhlenentzündung operiert worden war. Leider erfolglos, was letztlich der Ausgangspunkt für den medizinischen Forscherdrang Winters war. Auch der erfahrenste Rhinologe kann im Operationssaal nicht immer Wunder bewirken, und Rezidive, also Rückfälle, sind auch nach bestens ausgeführten Eingriffen in den Nebenhöhlen keine Seltenheit. Deshalb also hatte sich Michael Winter nach mehreren erfolglosen Antibiotikabehandlungen und schließlich nach besagter Operation durch Professor Müller auf die Suche nach alternativen Lösungen gemacht.

Selbstversuch mit langem Anlauf

Weil er ausgebildeter Schamane und Energetiker ist, wandte sich Michael Winter mit seiner rinnenden und schmerzenden Nase im Jahr 2013 zunächst der Psychosomatik und Pseudopsychologie zu: Gibt es vielleicht etwas, das du nicht riechen kannst oder das dir so richtig stinkt? Schnell merkte er aber, dass dieser Weg auch nicht zum Erfolg führen würde, weil seine psychische Verfassung zu dieser Zeit außerordentlich gut war – glücklich verheiratet,

erfolgreich im Job, liebevoll eingebettet in Familie und Freun-
deskreis, aber die Nase trotzdem ständig voll habend. Eigentlich
vertraute er trotz aller nasalen Frustration durchaus der Natur-
wissenschaft, und weil Michael Winter ein sehr intelligenter, be-
harrlicher und gründlicher Mensch ist, begann er außerordentlich
intensiv und gut zu recherchieren. Wir reden hier nicht von exten-
sivem Googeln, wie das unter anderem viele Journalisten tun, weil
es ja oft genug reicht, um die nicht selten substanzlosen Elabora-
te herzustellen, nach denen ein guter Teil des Publikums verlangt.
Aber Sie, geneigter Leser, haben dieses Buch gekauft und ähneln
deshalb viel eher Michael Winter. Der vertiefte sich nämlich in die
einschlägige medizinische Literatur. Selbst bei einem so kleinen
Ausschnitt aus der gewaltigen Menge medizinischen Wissens ist
das kein einfaches Unterfangen, aber wenn er etwas nicht ver-
stand, dann musste er halt zwei Ebenen nach oben gehen und
die Grundlagen punktuell streifen. Die Erkenntnisse aus diesem
Rechercheprozess führten Michael Winter zur Überzeugung, dass
Antiseptik, also der Einsatz von Desinfektionsmittel gegen Krankheitserreger, wahrscheinlich in kurzer Zeit das leisten könnte, was
die Antibiose, sprich, die Bekämpfung mit Medikamenten, in mehreren Anläufen nicht geschafft hatte: die Beseitigung der Ursache
seines nasalen Leidens.

Nach mehreren vorsichtigen Sondierungsgesprächen mit befreundeten Ärzten folgte schließlich ein Telefonat mit einem
deutschen Hygieniker, auf dessen Studie zu antiseptischen Mitteln Michael Winter gestoßen war. Dieses Telefonat war extrem
wichtig und noch dazu bestand es zu einem guten Teil aus einer
recht üblen Erpressung. In seinem medizinischen Laienfuror kündigte Michael Winter dem höchst seriösen und leicht schockier-

ten Mann an, sich auf jeden Fall ein Desinfektionsmittel in geringer Konzentration in die Nase spritzen zu wollen, in einer Art medizinischem Selbstversuch, um seiner Sinusitis den Garaus zu machen und wieder frei atmen und riechen zu können. In einem unserer späteren Gespräche im Jahr 2021 erinnert sich Winter, dass es dafür ein Vorbild gab, das ihn faszinierte, seit er vor vielen Jahren davon gelesen hatte. Es war das Selbstexperiment von Barry Marshall, einem australischen Nobelpreisträger, der 1984 einen ekelhaften Drink zu sich nahm, »der irgendwie abstoßend nach frischem Fleisch roch«, um der Entwicklung von Entzündungen im Magen nachzugehen.

Wissenschaftlicher Angriff auf die Magenschleimhaut

Es war im Labor des Fremantle Hospitals von Perth, wo der damals 33-jährige Mikrobiologe Barry Marshall 1984 eine Milliarde Bakterien, die aus der Schleimhautprobe eines 66-jährigen Patienten mit chronischer Gastritis und Magengeschwüren gewonnen worden waren, mit etwas Wasser hinunterstürzte. Er und sein älterer Kollege Robin Warren wollten beweisen, dass Bakterien, genauer gesagt jene vom Stamm *Helicobacter pylori*, Entzündungen im Magen auslösen bis hin zu Gastritis und Magengeschwüren. Das Experiment gelang und Marshall entwickelte neben fauligem Mundgeruch auch eine eindeutig nachweisbare Entzündung der Magenschleimhaut. Sie konnte mit Antibiotika

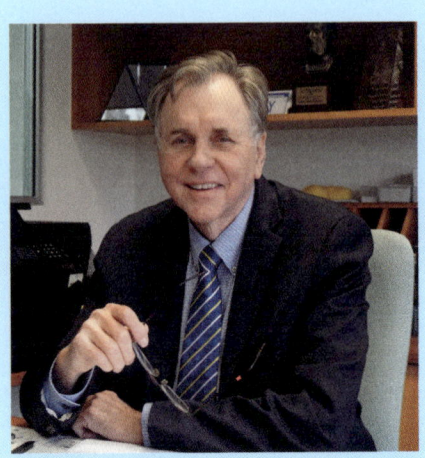

Barry Marshall, Nobelpreisträger für Physiologie und Medizin, wählte als Drink heldenhaft den Bakteriencocktail eines Magenpatienten.

erfolgreich behandelt werden und damit war ein bis dahin gültiges Dogma der Medizin widerlegt, das besagte, dass im sauren Milieu des Magens Bakterien nicht überleben und deshalb auch keinen Schaden anrichten könnten.

Nach Überzeugung der allermeisten Ärzte und Experten waren die Auslöser von Magengeschwüren Stress und falsche Ernährung. Hinter diesem Dogma standen wohl auch die kommerziellen Interessen von Teilen der Pharmaindustrie, die mit Säureblockern, die dem falschen Lebenswandel und der dadurch abnorm erhöhten Magensäure entgegenwirken, milliardenschwere Geschäfte machten – und das immer wieder, weil viele Beschwerden anhaltend wieder neu aufflammten. Heute kann ein großer Teil dieser Erkrankungen mit einer einmaligen Antibiotikatherapie ursächlich und dauerhaft behandelt werden. Diese geht auf Barry Marshalls Forschung und eben auf seinen mutigen Selbstversuch mit unangenehm riechender Flüssigkeit zurück. Der Nobelpreis für Marshall und Warren war die angenehmere Nebenwirkung.

Mit dem heldenhaften Selbstversuch von Barry Marshall (Kasten Seite 131/132) im Hinterkopf und seiner Sinusitis weiter vorn im Schädel kündigte Michael Winter dem Experten sein waghalsiges Experiment an. Um Schlimmeres abzuwenden, entschied sich der gute Mann, dem zu allem Entschlossenen den Hinweis zu geben, welches Mittel hier einerseits halbwegs unbedenklich und andererseits relativ vielversprechend sein könnte. Michael Winter wusste jetzt also was, aber noch nicht, wie er es einsetzen würde. Denn die Hohlräume im Gesichtsschädel, zu denen die Nasennebenhöhlen ja gehören, sind nicht ganz einfach zugänglich. Deshalb wird diese Geschichte jetzt noch ein gutes Stück abenteuerlicher und gespenstischer, als sie ohnehin schon klingt.

Michael Winters Operateur Christian Müller hätte vielleicht passende Instrumente für einen solchen Eingriff, wie ihn Winter plante, gehabt, aber den wollte er aus guten Gründen nicht fragen. Er hatte schlicht Angst, ausgelacht oder schroff abgewiesen zu werden. Weil ihm chirurgische Instrumente also nicht zugänglich waren, bestellte Michael Winter bei einem großen Onlinehändler eine gebogene Kuchenspritze. So etwas benutzt man, um nette Verzierungen oder Schriftzüge aus Schokolade oder anderen Substanzen auf Ku-

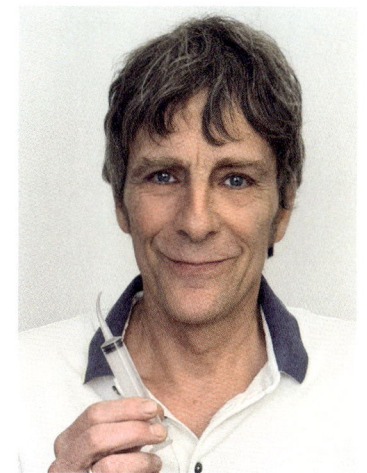

Mit einer Kuchenspritze brachte Michael Winter gegen seine Nebenhöhlenentzündung ein Desinfektionsmittel in die Hohlräume seines Gesichtsschädels ein.

chen und Torten zu zaubern. Michael Winter aber brauchte eine Kuchenspritze, weil man damit durch die Nase nicht nur weit, sondern auch leicht seitlich in die Hohlräume des Gesichtsschädels kommt. Wenn bei Ihnen, geneigte Leserin, jetzt ein etwas horröses Kopfkino abläuft, dann kann ich ihnen versichern, dass es mir genauso ging, als ich zum ersten Mal davon hörte. Aber man gewöhnt sich an einiges, und so gelang es Michael Winter nach etlichen Versuchen, das vom deutschen Experten empfohlene Desinfektionsmittel (wir werden später darauf noch sehr genau eingehen) durch die Nasenlöcher einzuspritzen, bis es, ganz vereinfacht gesagt, durch sämtliche Nebenhöhlen floss. Nur ein kleiner Teil des Mittels kam wieder aus Mund und Nase heraus, wesentlich weniger, als das bei durchaus empfohlenen prophylaktischen Nasenspülungen der Fall ist, die etwa Pollenallergiker, wie ich selbst, mit Salzwasser durchführen.

Es wird noch besser, also eigentlich noch gespenstischer, denn Michael Winter erzählte mir, dass er schließlich spürte, wie sich ein Teil der Flüssigkeit in seiner Kieferhöhle sammelte und er den Kopf hin und her neigte, um ein möglichst gutes Spülresultat zu erzielen. Viel später erfuhr er von Christian Müller, dass das mit der Kuchenspritze wahrscheinlich nur deshalb so gut geklappt hatte, weil durch die erfolglose Operation immerhin der Zugang zu den Nebenhöhlen vergrößert worden war. Die OP war also nicht völlig nutzlos gewesen.

Obwohl die Behandlung laut Aussage des Selbstexperimentators nicht wirklich unangenehm war und sich eine Art Erleichterung einstellte, weil der Versuch zumindest technisch gelungen war, wiederholte Michael Winter den Vorgang nicht, führte die Prozedur also nur ein einziges Mal durch. Mehr war offenbar auch nicht nötig, denn am nächsten Tag war die Nebenhöhlenentzündung, die davor mehr als ein Jahr lang allen Therapieversuchen tapfer widerstanden hatte, Geschichte, und zwar endgültig. An dieser Stelle möchte ich ausdrücklich betonen, dass ich persönlich derartige, von medizinischen Laien durchgeführte Experimente im Prinzip für absolut unangebracht, höchst gefährlich und geradezu blödsinnig halte. Selbst bei äußerst kundigen Medizinern und Wissenschaftlern gehen ähnliche Eingriffe oft genug schief und die Sache mit dem Nobelpreis ist die seltene Ausnahme. Aber Michael Winter behauptet, das alles so gemacht zu haben. Und weil es ein entscheidender Teil einer unheimlich spannenden Geschichte ist, die nach all meinen Informationen gut ausgehen dürfte und noch dazu sehr wichtig werden könnte, habe ich mich nach einiger Überwindung entschlossen, diese ins Buch aufzunehmen.

Algen jenseits von Maki und Swimmingpool

Michael Winter führte sein Experiment im Jahr 2013 durch und war fortan überaus glücklich und erleichtert über seine nunmehr tadellos funktionierende Nase. Trotzdem kontaktierte er seinen erfolglosen Operateur Christian Müller damals nicht. Erstens, um diesem die Schmach zu ersparen, dass er als rhinologischer Laie ungleich erfolgreicher gewesen war als der beste Rhinologe weit und breit, aber auch ein wenig deshalb, weil er befürchtete, nachträglich ausgelacht oder gescholten zu werden. Desinfektionsmittel in die Nase spritzen, das klingt einfach zu sehr nach medizinischem Pfusch, als dass es ein hochgebildeter Spezialist wie Christian Müller würde ernst nehmen können. 2013 konnte Michael Winter noch nicht ahnen, wie sehr er sich in diesem Punkt irrte. Aber treten wir kurz aus der Historie der antiviralen Muse heraus und widmen uns dem Stand des Wissens bei Ausbruch der Pandemie im Jahr 2019.

Neben den bereits genannten Spül- und Gurgelmethoden mit Salzwasser und Co., die viralen Infekten zusetzen können, gab es damals auch schon ein seit zehn Jahren zugelassenes Medizinprodukt, das nachweislich die virale Aktivität im Nasen-Rachen-Raum, also in der Blackbox der Pandemie, bremst. Carragelose, ein Wirkstoff, der aus Rotalgen gewonnen wird, hat eine sehr charmante Eigenschaft. Er umarmt Viren sozusagen zärtlich, hüllt sie ein in eine Art Gel und kann so verhindern, dass sie die Schleimhaut des Nasen-Rachen-Raums zu ihrer Bruthöhle beziehungsweise einem Bioreaktor machen, so wie SARS-CoV-2 das in besonders hohem Maße tut. Die lokale Reduktion der Virenlast bei Menschen mit Infekten des Nasen-Rachen-Raums durch Carragelosesprays wurde schon lange vor Ausbruch der Pandemie nachgewiesen. In den Aussendungen der Fachgesellschaften findet sich deshalb auch explizit der Hinweis auf Carragelose und Rotalgenprodukte. Aber hat das dazu geführt, dass Covid-19-Kontaminierten oder -Infizierten, also allen positiv Getesteten und mehr oder minder symptomgeplagten Menschen, die Anwendung solcher Sprays und Gurgellösungen von offizieller Seite ebenso dringend empfohlen wurde wie allen Menschen die Masken, das Händewaschen oder das Abstandhalten? Rätselhafterweise nein, auch wenn es natürlich noch keine Studien speziell zu SARS-CoV-2 gab, denn diese Virusvariante war ja völlig neu.

Mittlerweile gibt es Laborstudien, die zeigen, dass die Reduktion der Virenlast etwa durch Carragelose sogar unabhängig von der Virusvariante funktionieren dürfte. Dies ist auch kein Wunder, denn der beschriebene Mechanismus der »Rotalgenumarmung« wirkt auf einer Ebene, in der die – zumindest aktuellen – Mutationen egal sind. Genauso ist es übrigens bei anderen unterschätzten Methoden, die vermutlich noch wirksamer gegen Viren sein und Mutationen zum vernachlässigbaren Problem werden lassen könnten – doch dazu später mehr. Nach einem Bericht der deutschen *Pharmazeutischen Zeitung*[21] enthält eine im Frühjahr 2021 veröffentlichte (allerdings relativ kleine) argentinische Studie deutliche Hinweise darauf, dass carragelosehaltige Nasensprays sogar präventiv gegen Covid-19 wirken könnten. Die Studie schloss fast 400 Probanden ein, bestehend aus nicht infiziertem Krankenhauspersonal, das durch die Arbeit in direktem Kontakt mit Covid-19-Patienten stand. Jeweils der Hälfte der Probanden wurde viermal täglich Carragelose oder ein Placebo in die Nase gesprüht. Das Ergebnis: In der Placebogruppe erkrankten fünfmal so viele Personen wie in der Carragelosegruppe. Nach allen statistischen Relativierungen aufgrund der relativ geringen Anzahl von Probanden ergab dies eine noch hochwahrscheinliche Risikoreduktion zwischen 25 und 95 Prozent – und das ohne Nebenwirkungen.

Die Wirkung von Carragelose bei Covid-19-Erkrankungen wird in Wien gerade klinisch in einer großen Studie untersucht. Ergebnisse sind freilich nicht vor Frühjahr 2022 zu erwarten. Da das Mittel aber zugelassen und bewährt ist, könnte man es sowohl zur Prophylaxe als auch zur Verminderung der Viruslast im Frühstadium einer Covid-19-Erkrankung genauso dezidiert empfehlen wie Spülungen mit anderen unbedenklichen Substanzen.

Der gänzliche Verzicht auf solche dringenden Empfehlungen vonseiten der Gesundheitsbehörden und der Politik ist umso erstaunlicher, als alle diese Mittel keinesfalls im Verdacht stehen, irgendwelche bedenklichen Nebenwirkungen zu haben. Im schlechtesten Fall könnten sie so wenig effizient sein wie die Desinfektion der Hände, da man heute weiß, dass Schmierinfektionen bei SARS-CoV-2 keine nennenswerte Rolle spielen (Seite 152). Carragen etwa, der Stoff, aus dem auch Carragelosemittel hergestellt werden, ist laut der strengen amerikanischen Gesundheitsbehörde Food and Drug Administration (FDA) sogar im Lebensmittelbereich mit einer täglichen Aufnahme von 75 Milligramm pro Kilogramm Körpergewicht zugelassen. Wenige Stoffe, mit denen man Viren bekämpfen kann, gelten als derart harmlos und gut verträglich. An einer der Studien, die zeigen konnten, dass durch Carragelose die Krankheitsdauer bei Infekten des Nasen-Rachen-Raums signifikant reduziert wird, war übrigens auch Christian Müller, der Rhinologe von Michael Winter, federführend beteiligt. Michael Winter aber hatte von Carragelose noch nie gehört und stieß auch bei seinen Recherchen nicht auf den Stoff. Dies lag schlicht und ergreifend daran, dass er keine Erkältung hatte, sondern eine chronische Infektion in den Nasennebenhöhlen. In seinen umfangreichen Recherchen war er außerdem zur Überzeugung gekommen, dass ein Spray aufgrund seiner Konsistenz nicht weit genug in die Nase gelangen würde. Außerdem hat Carragelose aufgrund ihrer Wirkungsweise nichts mit Antiseptik oder Desinfektion zu tun. Genau in diesem Bereich jedoch suchte Michael Winter ein Mittel gegen chronische Sinusitis, die, wie er vermutete, durch Bakterien und nicht durch Viren verursacht war. Bei seiner Suche nach Heilung stieß der Geplagte auf ein medizinisches Gebiet, dass wohl jahrzehntelang in seiner Bedeutung unterschätzt wurde.

Antiseptik versus Antibiose

Die Bekämpfung von Krankheitserregern am und im Menschen durch die moderne Medizin begann mit Antiseptik, also vereinfacht gesagt, mit Desinfektionsmitteln, die auf lebendem Gewebe, nicht auf toten Oberflächen, zur Anwendung kommen. Ignaz Semmelweis war der Erste, der diesen Nutzen von Desinfektionsmitteln zur Keimbefreiung der Hände von Ärzten und Studenten erkannte und damit zum Retter der Mütter vor dem gefürchteten Kindbettfieber wurde, das in den meisten Fällen durch ungewaschene Hände verursacht wurde.

Erst lange nach dem Tod des verkannten Pioniers, der noch nichts von Viren oder Bakterien wusste, wurde die Bedeutung seines Ansatzes bei chirurgischen Eingriffen oder Amputationen erkannt. Die diesbezügliche Forschung war mit den am Beginn des 20. Jahrhunderts verfügbaren Methoden jedoch nicht allzu erfolgreich und wurde dann durch Fortschritte bei der Erforschung der Antibiotika, bei denen, vereinfacht gesagt, Bakterien durch für sie toxische Substanzen an der Vermehrung gehindert werden, jäh gestoppt. Nicht das bis heute verwendete und bekannte Pilzgift Penicillin des Engländers Alexander Fleming stand hier übrigens am Beginn, sondern Substanzen, die deutsche Forscher entdeckten, wie etwa Arsphenamin (Paul Ehrlich) oder Sulfonamid (Gerhard Domagk). Bakterien, die als Krankheitserreger eine besonders große Rolle spielen, lassen sich mit diesen Mitteln gut bekämpfen, weil sie echte Lebewesen mit einem Stoffwechsel und anderen physiologischen Funktionen sind. Viren verfügen über diese nicht, da sie fremde lebende Zellen benutzen, um nach dem Eindringen in ihnen vermehrt zu werden, was ihr einziger Lebensinhalt ist. Deshalb wirken Antibiotika auch nicht gegen Viren. Das hindert aber bis heute viele Ärzte nicht daran, sie routinemäßig bei Infekten zu verschreiben, auch wenn gar kein Bakterium im Spiel ist. Der Siegeszug der Antibiotika ließ die Antiseptik im Laufe des 20. Jahrhunderts in den Hintergrund treten. Allerdings inspirierten die aufkommenden Resistenzen gegen Antibiotika den Schreiber eines Leitartikels im internationalen *Journal of Clinical Pathology* bereits im Jahr 1961 zu folgenden Zeilen:

> *»Der mitunter erschreckend wahllose Gebrauch von Antibiotika in den vergangenen Jahren führte zu mehreren resistenten Keimen ganz gewöhnlicher Bakterienkulturen. Dies zwingt uns nun dazu, sich wieder an die Grundsätze der Antiseptik zu erinnern.«*[22]

Obwohl in der Zwischenzeit viele neue Antibiotika entwickelt wurden, hat dieser Satz mehr als 60 Jahre später nichts von seiner Bedeutung verloren. Er hat allerdings nur wenige medizinische Konsequenzen hinsichtlich der Forschung zur Antiseptik nach sich gezogen. Das ist in der augenblicklichen Situation umso bedauerlicher, als es sich bei Covid-19 um eine Virusinfektion handelt und diese von Antibiotika, die ausschließlich gegen Bakterien wirken können, weitgehend unbeeindruckt bleibt. Virostatika, also antivirale Medikamente, sind hingegen Mangelware und oft noch viel spezifischer wirksam als Antibiotika. Virostatika mit Breitbandwirkung sollen zwar unter dem Eindruck der Coronapandemie und der Angst vor ähnlichen Ereignissen in der Zukunft entwickelt werden, es gibt sie aber derzeit halt noch nicht. Also wird wohl die Antiseptik zur Virenbekämpfung eine durchaus logische Alternative und wahrscheinlich auch eine rascher verfügbare Methode sein müssen. Vielleicht kann dieses Buch ja ein wenig dabei helfen, die Aufmerksamkeit darauf zu lenken.

Antiseptika sind letztlich Teil der medizinischen Teildisziplin der Hygiene und man darf nicht vergessen, dass Hygienemaßnahmen bei der Eliminierung von pandemisch auftretenden Infektionskrankheiten immer schon eine Schlüsselrolle gespielt haben. Die Cholera konnte dort, wo sie besiegt ist, vor allem dadurch niedergerungen werden, dass man Trinkwasserquellen und Abwasserleitungen streng trennte. Brunnen bringen Wasser von dorther, wo oft auch die Abwässer landen; und auch wenn Fließgewässer als Trinkwasserreservoir genutzt werden, trinkt man oft das, was flussaufwärts jemand ausgeschieden hat – zum Beispiel den Erreger der Cholera. In Wien etwa hat erst die Errichtung der Hochquellwasserleitungen, die bis heute köstliches, sauberes Nass aus den Voralpen herbeischaffen, im Verein mit einer aufwendig gestalteten Kanalisation dafür gesorgt, dass die Cholera verschwand, die im 19. Jahrhundert die aufstrebende Großstadt in etlichen Infektionswellen über viele Jahrzehnte hinweg geplagt hatte. Davor schon wurde die zwischen dem 14. und 17. Jahrhundert immer wieder wütende Pest durch Quarantäne und Hygienemaßnahmen, wie eine geordnete Abfallbeseitigung, zurückgedrängt.

Bei aller Bedeutung von nichtpharmazeutischen Interventionen, Antibiotika und Antiseptik waren aber insgesamt gesehen Impfungen für den Sieg über Infektionskrankheiten sicher die wirkungsvollste Methode. Man denke nur an Masern, Pocken oder Polio. Deshalb ist auch die Entscheidung, im Kampf gegen Corona auf Vakzine zu setzen, durchaus nachvollziehbar. Allerdings stellt sich gerade bei SARS-CoV-2 heraus, dass die Impfung zwar sehr gut vor schweren Krankheitsverläufen zu schützen vermag, allerdings nur zu etwa 70 Prozent die Infektiosität von Geimpften verhindern kann. Das bedeutet im Umkehrschluss, dass fast ein Drittel der durch Impfung Geschützten das Infektionsgeschehen weiterhin mit antreiben. Dies ist umso relevanter, weil sich Geimpfte tendenziell geschützt fühlen und daher mehr Ansteckungsrisiko eingehen – etwa, indem sie sich nicht mehr strikt an verordnete Maßnahmen halten. Im Licht der Tatsache, dass auch Geimpfte das Sars-CoV-2-Virus weitertragen können und es keinen 100-prozentigen Schutz gegen Infektionen gibt, wäre es doppelt schlau, im Zusammenhang mit Infektionskrankheiten die Antiseptik nicht zu vergessen. Dies gilt zum Beispiel auch für Seuchen wie etwa Typhus, bei der die Impfung nur zu 60 Prozent effektiv wirkt und deshalb Hygienemaßnahmen extrem wichtig sind, um eine Ausbreitung der Krankheit zu verhindern. Praktisch jeder Fernreisende kennt den Spruch, der nicht nur vor Typhus schützt: *Cook it, peel it, or leave it.* (Koche es, schäle es oder lass die Finger davon.)

Nach der Sinusitis folgt die Grippe – tödlich wie schon lange nicht

Weil er letztlich trotz chirurgischer Hilfe keinen Erfolg gehabt hatte und Antibiotika wiederholt wirkungslos geblieben waren, machte sich Michael Winter also in einem bis jetzt medizinisch vernachlässigten Bereich auf die Suche nach einer geeigneten heilenden Substanz. Wenn aber die Winter'sche Sinusitis durch Bakterien verursacht wurde, was hat dann diese Geschichte in einem Buch über unterschätzte Virenkiller zu suchen? Eine ganze Menge, aber dazu brauchen wir noch die Influenza, genauer gesagt, die besonders schwere Grippewelle im Winter 2016/2017.

In Österreich starben in der Grippesaison 2016 bis 2017 nicht weniger als 4436 Menschen offiziell an Grippe.[23] Das entspricht fast der Hälfte der Coronatoten im Zeitraum 2020 bis 2021. In Deutschland gab es 2017/2018 eine außergewöhnlich starke Grippewelle mit etwa 25 100 Toten.[24] Allerdings gab es gegen die Influenza natürlich keine vergleichbaren Maßnahmen, wie es sie gegen Corona gibt. Das zeigt übrigens einmal mehr, wie gut diese Maßnahmen trotz aller Fehler gewirkt haben. Aber zurück zu Michael Winter: Er erkrankte just in jener Woche an Influenza, in der die Statistik später 2340 offiziell an Influenza Verstorbene ausweisen sollte, der absolute Höhepunkt der mit Abstand schlimmsten Grippewelle seit Jahrzehnten in Österreich. Michael Winter wollte weder sterben noch einen schweren Verlauf erleben, schließlich ist so eine Lungenentzündung als Folge einer Influenza auch kein medizinischer Spaziergang. Der Wiener erinnerte sich an seine Erfahrungen mit dem Desinfektionsmittel drei Jahre zuvor, mit dem er aus Interesse, aber ohne akute Erkrankung in der Zwischenzeit einige Selbstexperimente in Richtung Inhalation gemacht hatte. Es erschien ihm logisch, dass ein Mittel, das bei ihm so sensationell gegen Sinusitis geholfen hatte, möglicherweise auch gegen Erkältungskrankheiten von Nutzen sein könnte. Er inhalierte zunächst nur mit extrem niedrigen Konzentrationen und sehr kleinen Mengen, schließlich wollte er nicht riskieren, seinen Geruchssinn wieder zu verlieren oder seinen Schleimhäuten Schlimmes anzutun. Als ihn aber dann die Influenza schwer erwischte und nicht nur hohes Fieber ausgelöst, sondern auch bereits die Bronchien in Mitleidenschaft gezogen hatte, entschloss er sich, das Desinfek-

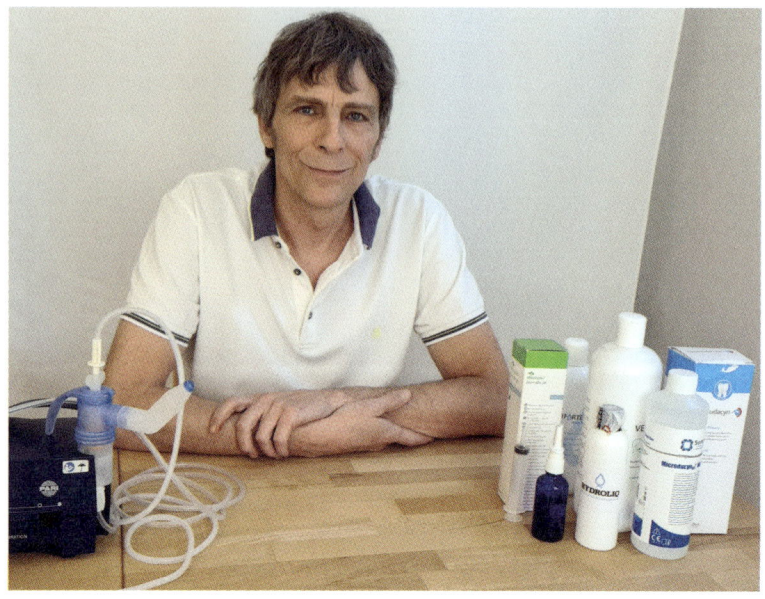

Nach der Nasennebenhöhlenspülung gegen die Grippe startete Michael Winter auch einen Selbstversuch mit Inhalator.

tionsmittel bei einem Selbstversuch mit Inhalation einzusetzen. Er hatte im Internet genügend Hinweise gefunden, dass dieser Vorgang sicher sein sollte und er keine schlimmen Nebenwirkungen zu erwarten hatte, zumindest in jener Konzentration, an die er sich mit seinen Experimenten langsam herangetastet hatte. Das hoch fiebernde Grippeopfer benutzte also einen bereits erprobten, handelsüblichen Inhalator und befüllte ihn mit dem Mittel.

Das Gerät gab ganz widmungsgemäß gurgelnde Geräusche von sich und aus dem Mundstück dampfte ein heller Nebel, den Michael Winter dreimal täglich mit 3 mal 10 flachen Atemzügen einsog, sodass das desinfizierende Aerosol seine schmerzenden Bronchien erreichte. Eine eigenartige Mischung aus Zweifel, Hoffnung und Beharrlichkeit begleiteten ihn dabei. Am nächsten Tag war die Grippe genauso Geschichte wie die Sinusitis einige Jahre davor. Selbst wenn es sich nicht um eine echte Influenza, sondern nur um einen besonders schweren, fieberhaften grippalen Infekt gehandelt haben sollte, ist diese Wendung ungewöhnlich und höchst erstaunlich. In Michael Winter reifte daher die Überzeugung, dass das verwendete Desinfektionsmittel bei richtiger Anwendung nicht nur ein Segen für die Nasennebenhöhlen sei, sondern sicher auch wirksam gegen Virenerkrankungen wie die Influenza. Wohlgemerkt: Wir befinden uns am Beginn des Jahres 2017 und SARS-CoV-2 wird vielleicht gerade in einer Fledermaus oder einem chinesischen Labor (Zutreffendes bitte bei Gelegenheit ankreuzen) ausgebrütet, die Welt weiß noch nichts von ihrem kommenden Unglück. Michael Winter freute sich über seine Genesung und widmete sich weiter seiner Erwerbsarbeit, nämlich jener als meistbeschäftigter NLP-Trainer Österreichs. Er ist das übrigens schon in zweiter Generation, denn das florierende Familienunternehmen hat er im zarten Alter von 21 Jahren gemeinsam mit seinen Eltern gegründet, die beide Psychotherapeuten sind und auch schon lange mit NLP gearbeitet hatten. An dieser Stelle wird es wohl Zeit, ein paar wenige Worte über NLP zu verlieren.

Es handelt sich beim **N**euro-**L**inguistischen **P**rogrammieren um eine Palette von Kommunikationstechniken, mit denen psychische Abläufe in Menschen verändert werden sollen. Im besten Fall setzen Psychotherapeuten verschiedener Richtungen, aber auch Sozialarbeiter und ähnlich altruistisch engagierte Menschen diese Techniken ein, um ihren Klienten zu helfen, Probleme zu überwinden. Michael Winter und seine Eltern bilden viele solche Menschen aus. NLP wird aber auch im Management eingesetzt, um, sehr vereinfacht ausgedrückt, Führung und innere Abläufe in Unternehmen zu erleichtern. Das ist schon nicht mehr wirklich altruistisch, aber damit kann Michael Winter gerade noch leben. Allerdings kann NLP auch »missbraucht« werden, etwa um Werbung wirksamer zu gestalten oder um politische Botschaften möglichst effektiv zu platzieren und dadurch Konsumenten oder Wähler zu manipulieren. Da stellt es Michael Winter alle Haare auf, denn er lebt für diese Methode und wird sehr böse, wenn sie ganz und gar nicht altruistisch, sondern etwa von Menschen im Marketing oder Politikern skrupellos zur Manipulation verwendet wird. Der für dieses Buch relevante Punkt an NLP ist, dass es hier um Kommunikationstechniken geht und damit ganz zentral um Mimik. Daher können bestimmte Teile der Seminare, die Michael Winter in großer Zahl abhält, nur ohne Masken absolviert werden. Deshalb also hat er das Kamerateam und mich ganz routinemäßig mit jenem stark verdünnten Desinfektionsmittel in Gesicht und Rachen besprüht, als wir uns das erste Mal anlässlich der Dreharbeiten begegneten. Es handelte sich schlicht und ergreifend um eine zusätzliche Vorsichtsmaßnahme und soll verhindern, dass sich infektiöse Tröpfchen und vor allem Aerosole ausbreiten.

Aerosole ist ein gutes Stichwort, denn die beiden Protagonisten im nächsten Kapitel wissen alles darüber. Für das Verständnis der unterschätzten Virenkiller müssen wir uns eines kleinen Teils ihres Wissens bemächtigen.

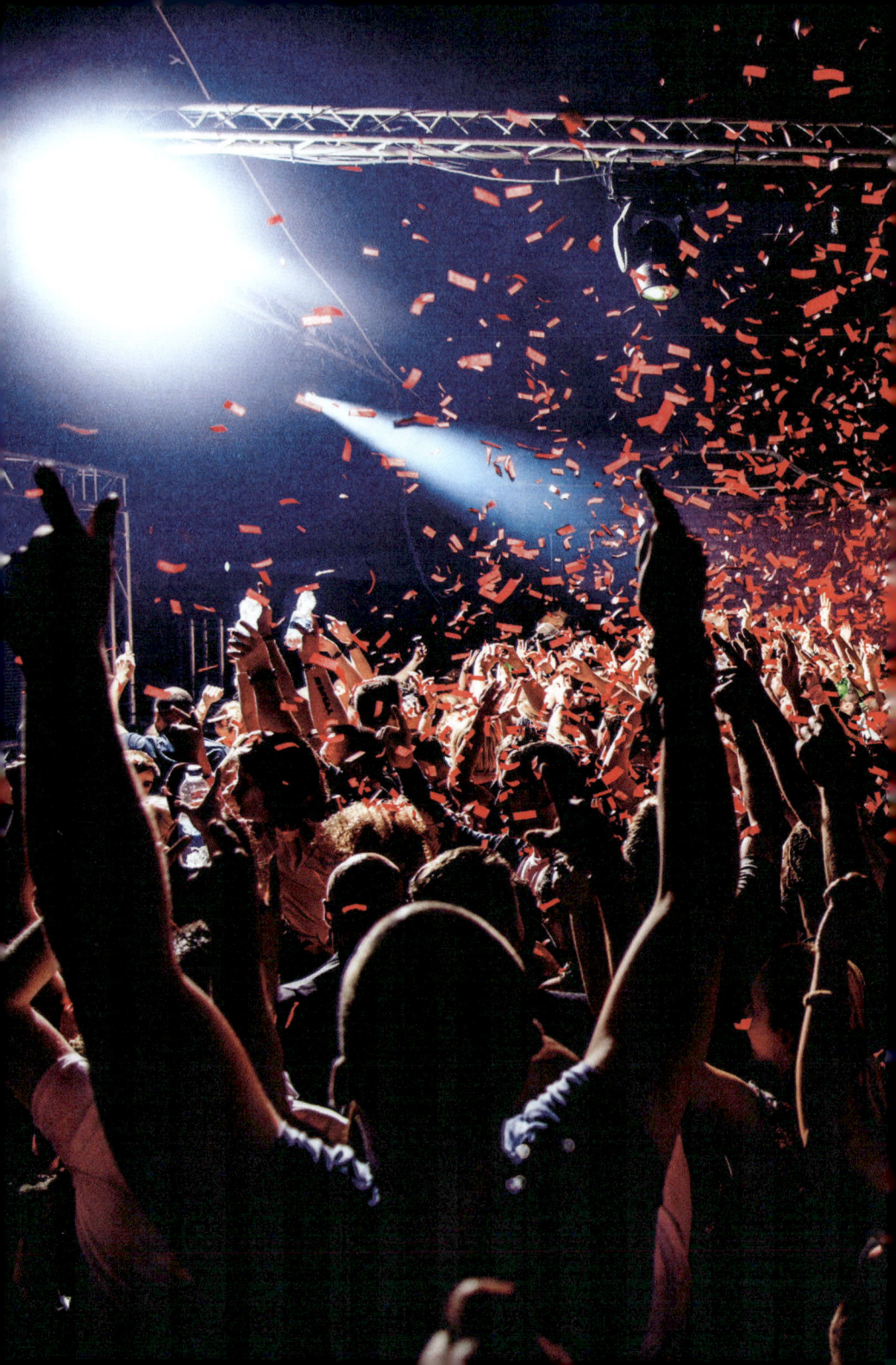

Kapitel 5

———

TRÖPFCHEN, AEROSOLE, REINE LUFT UND INFIZIERTE MENSCHEN

Von Schweinen lernen – Aerosole und Innenräume

Bevor wir der Methode des Angreifers mit der Sprühflasche weiter auf den Grund gehen und einen Wissenschaftler kennenlernen, der nach 30 Jahren Forschung fast zum gleichen Resultat wie unser von Sinusitis geplagter NLP-Trainer gekommen ist, müssen wir uns ansehen, wie sich das Covid-19-Virus eigentlich in der Luft, vor allem aber auch in unseren Atemwegen verbreitet. Genau dort entscheidet sich nämlich das Schicksal des Virus und der Menschen, die es befällt.

Christian Noe redet mich regelmäßig schwindlig. Das ist gar nicht so leicht, denn ich bin ziemlich schnell im Kopf und kann meist auch komplizierteren Sachverhalten folgen, selbst wenn ich nicht jedes Detail verstehe. Und natürlich gibt es Menschen, die Blödsinn reden, oft sogar durchaus eloquent, aber weitgehend sinnbefreit; manchmal kommt da gemischte Ware in einem Tempo auf einen zu, dem man nicht gewachsen ist. Schwurbler nennt man solche Menschen neuerdings wohl. Allein: Christian Noe ist alles andere als das. Dennoch redet er mich schwindlig, weil er einfach so viel weiß und gedanklich in atemberaubendem Tempo vom Hundertsten ins Tausendste kommt. Auf das Stichwort Aerosol etwa folgt eine Tirade an Klugheiten und Detailwissen, die ihresgleichen sucht. Noch erstaunlicher: Ein guter Teil dieses Wissens stammt aus Schweineställen. Aber lassen Sie mich ein wenig ausholen – keine Sorge, viel weniger weit, als Christian Noe das tun würde, ich will Sie ja nicht schwindlig schreiben.

Wegen einer ganz anderen Sache traf ich Professor Noe, einen Chemiker, Experten für Aerosole und Pharmazeut, im Frühjahr 2020 kurz nach Ausbruch der Pandemie. Damals sagte er mir am Rande unseres Gesprächs, dass alle Welt die Aerosole vergessen würde. Tatsächlich redete man nach Beginn der SARS-CoV-2-Pandemie

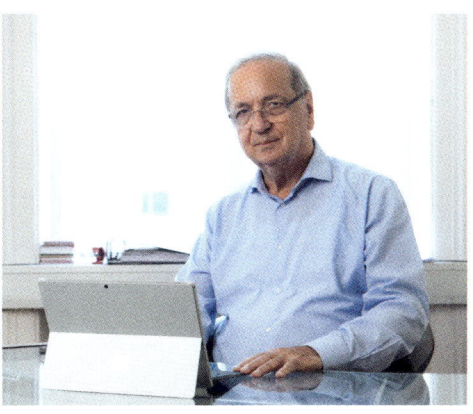

Christian Noe ist auch in der Pension noch höchst aktiver Chemiker, Experte für Aerosole und Pharmazeut.

nur von Tröpfchen- und Schmierinfektionen, also der Ansteckung durch Niesen und Husten, und der Tatsache, dass sich der Mensch ständig mit den Händen ins Gesicht greift. Gemeinsam mit anderen Primaten sind wir übrigens die einzige Spezies, die sich mit einer Extremität, üblicherweise mit den Händen, regelmäßig an Mund, Nase oder Augen berührt. Das passiert sogar erstaunlich oft, im Schnitt gleich Dutzende Male pro Tag, und unter Stress kann es schnell ein Vielfaches davon werden. Dieser unbewusste Reflex dient laut Psychologen dem Abbau von emotionaler Spannung, von der Menschen offenbar besonders betroffen sind.

Weil man am Beginn der Coronapandemie den Übertragungsweg noch nicht sehr genau kannte, wurde Handhygiene zu einem wichtigen Pfeiler der Infektionsbekämpfung – durchaus zu Recht, denn die Virenübertragung von Oberflächen über die Hände zur Eintrittspforte, also den Mund-Nasen-Rachen-Raum, ist sicher relevant, wenn auch bei SARS-CoV-2 längst nicht der wichtigste. Aber das wusste niemand am Anfang der Pandemie. Studien machten die Runde, die zeigten, dass auf bestimmten Oberflächen wie etwa Geldscheinen oder Handydisplays SARS-CoV-2 bis zu 28 Tage, also fast einen Monat lang, überleben konnte! Es gab Listen in vielen Zeitschriften, die die Oberflächen nach ihrer Infektiosität reihten, je nachdem, wie lange Viren darauf »überlebensfähig« waren, obwohl Viren ja genau genommen nicht leben, sondern nur von Wirtszellen reproduziert werden.

Erst langsam setzte sich die Erkenntnis durch, dass selbst ein intaktes Virus nicht mehr infektiös sein muss, wenn man die Oberfläche berührt. Und im April 2021 – also über ein Jahr nach Ausbruch der Pandemie – gab dann das amerikanische Center for Disease Control and Prevention (CDC) umfassende Entwarnung und bezeichnete die Ansteckungsgefahr mit SARS-CoV-2 über Oberflächen mit einer ungefähren Wahrscheinlichkeit von 1 : 10 000 als niedrig. Dazu passt auch eine deutsche Studie,[25] die im Sommer 2021 veröffentlicht wurde und das Risiko einer Ansteckung über Münzen und Geldscheine untersuchte. Schließlich wurden die Konsumenten davor ja ein Jahr lang gebeten, beim Begleichen der Rechnung ihre Karten zu zücken und aus Sicherheitsgründen auf Bargeld zu verzichten. Nicht wirklich zu Recht, wie die Forschungen der Abteilung für Medizinische und Molekulare Virologie der Ruhr-Universität Bochum zeigten. Da auf Münzen und Geldscheinen die Flüssigkeit, die das Virus benötigt, rasch trocknet, wurde die Infektionsgefahr als minimal eingeschätzt. Auch das deutsche Robert Koch-Institut in Berlin hält das Risiko der Übertragung durch Schmierinfektion über Oberflächen für »nicht quantifizierbar«, wenn es auch »insbesondere in der unmittelbaren Umgebung der infektiösen Person nicht auszuschließen sei«.

Das alles ist Stand 2021; aber im Frühjahr 2020 sah das noch niemand so und vor allem hatte scheinbar kaum jemand den Hauptübertragungsweg von SARS-CoV-2 auf dem Radar. Christian Noe hingegen schon, und das ist auch den Schweinen zu verdanken. Genauer: den Schweineställen und dem, was aus ihnen entweicht. Damit hatte sich der Wiener Forscher nämlich schon in den Achtzigerjahren des vorherigen Jahrhunderts intensiv beschäftigt. 1982 hatte sich der Sohn eines Kaufmanns und Kinobesitzers aus dem oberösterreichischen Schärding im Innviertel – eine der Hochburgen der österreichischen Tierhaltung! –, nur einen Katzensprung von der bayrischen Grenze entfernt, nach Matura, also Abitur, ebendort und zwei abgeschlossenen Studiengängen, Chemie und Pharmazie, in Wien als Dozent für organische Chemie an der Technischen Universität Wien habilitiert. Von dort ging es dann in den Schweinestall. Es war die Zeit des aufkommenden Umweltbewusstseins und der beginnenden Umweltverträglichkeitsprüfungen. Der frischgebackene Universitätsdozent Noe führte solche eben auch für Schweineställe durch, ganz konkret beim Neubau der veterinärmedizinischen Universität in Wien. Sie beherbergt Schweinestallungen und liegt mitten in einer Wohngegend. Dabei musste er sich unter anderem intensiv mit der Ausbreitung des Geruchs der Schweine befassen, also mit dessen Geschwindigkeit, Dauer, Emissionen, Immissionen und so weiter. Seine Erkenntnisse: Was da aus Schweineställen kommt, treibt nicht nur Vegetariern aus unterschiedlichen Gründen Tränen in die Augen und tut dies teilweise auch in Form von Aerosolen. Im Gegensatz zu SARS-CoV-2-Viren kann man den Schweineduft riechen, genauso, wie man die festen Aerosolpartikel von Zigarettenrauch sehen kann, die sich ja früher in richtigen Fahnen durch diverse Lokalitäten zogen, und zwar über weite Strecken und Zeiträume hinweg. Christian Noe ist mit den Aerosolen schon seit Jahrzehnten »per du«, wie nicht nur der Wiener sagt, wenn er ausdrücken will, dass sich jemand wirklich sehr gut mit einem Thema auskennt. Unsichtbar jedenfalls bewegt sich ein Aerosol durch den Raum, über erstaunliche Strecken und Zeiträume hinweg sowie beladen mit Viren. Stunden-, vielleicht sogar tagelang, können die Viren von SARS-CoV-2 infektiös bleiben, denn so ein winziges Tröpfchen Ausatemluft hat alles, womit sich ein Virus gern auf eine längere Reise begibt.

Wie relevant das Problem mit den Aerosolen ist, zeigt eine genaue Untersuchung des ersten Superspreaderereignisses in Deutschland, die mittlerweile gut bekannte Karnevalssitzung zu Beginn der Pandemie in Gangelt im westfälischen Kreis Heinsberg. Die nachträgliche räumliche Analyse[26] durch Virologen der Universität Bonn im Sommer 2021 ergab, dass die meisten Infektionen an jenen Stellen des Saals auftraten, wo die Luft durch die Klimaanlage, die keinen Virenfilter hatte und nur ein Viertel der verbrauchten Luft durch Frischluft ersetzte, durch den Raum geblasen wurde. Der Saal wurde zudem aus Lärmschutzgründen nicht gelüftet. Personen, die die lange Pause nutzten, um sich ins Freie zu begeben und Frischluft zu schnappen, hatten ein deutlich geringeres Risiko der Ansteckung als jene, die die ganze Zeit über im Saal geblieben waren. Die Aerosole im geschlossenen Raum waren also wohl der Haupttreiber dieses Superspreaderevents.

Mit den Aerosolen auf Reisen

Lassen Sie uns – Sie, mich und das Virus – einmal kurz in die menschliche Ausatemluft eintauchen. Hier im Buch ist es ja ungefährlich. Die Aerosolpartikel, die wir mit jedem Atemstoß von uns geben, sind anfangs eine Art feiner Nebel aus Wasser, aber auch aus Eiweißresten, Salzen und anderen Kleinigkeiten. Das ist ein entscheidender Punkt, denn wenn ein Tropfen puren Wassers eine bestimmte Größe unterschreitet, dann verdunstet er einfach und die große Reise des kleinen Virus endet ganz rasch ausgetrocknet als Opfer der Sonnenstrahlung oder einfach am Boden. Genauso ergeht es jenen Viruskollegen, die ein größeres Tröpfchen als Verkehrsmittel gewählt haben, das beim Niesen oder Husten von der Schleimhaut explosionsartig weggeschleudert wird. Aufgrund seiner Größe schwebt es nicht wie ein winziges Aerosolpartikel, sondern fällt zu Boden und bleibt dort. Da wir meist nicht mit den Händen auf den Boden greifen, sondern mit solchen Tröpfchen höchstens in Kontakt kommen, wenn sie auf Tischen oder anderen Gegenständen landen, die wir mit der Hand berühren, nimmt sich ein Großteil der viralen Tröpfchentouristen auf diese Art selbst aus dem Spiel. Aber natürlich sind auch Tröpfchen eine sehr wichtige Infektionsquelle, wenn zu wenig Abstand eingehalten wird und sie nicht auf den Boden fallen, sondern in einen fremden Mund.

Zurück zum entscheidenden Punkt: Weil Aerosolpartikel aus der Lunge eben kein pures Wasser sind, verdunsten sie auch nicht, wenn sie sehr klein werden. Winzige Stoffreste wie Eiweiße und Salze verhindern das. Wie jüngste Forschungsergebnisse aus Wien zeigen, verhindert dies auch die Tatsache, dass Aerosole aus der Lunge relativ viel Flüssigkeit enthalten, die Verdunstung also ohnehin länger dauert. Deshalb erlebt das Virus meist eine richtig lange Flugreise, stunden- oder tagelang, wie schon angedeutet. Zumindest im Labor können Viren unter den genannten Bedingungen bis zu 30 Stunden überleben, und es könnte gut sein, dass das in freier Wildbahn ebenso ist. Das alles und mehr haben die Schweine Professor Noe schon lange vor der Coronazeit gelehrt, weil in den 1980er-Jahren der Umweltschutz modern wurde und damit auch die Sache mit den Emissionen und Immissionen aus Schweineställen. Deshalb also sagte der Professor bereits ein Jahr vor den Erkenntnissen, die heute Common Sense sind und die Aerosole als Haupttäter der Pandemie identifiziert haben, diesen Satz zu mir: »Die Aerosole, alle vergessen die Aerosole, aber die sind entscheidend!«

Aus diesem Grund vermutete der pharmazeutische Chemiker und Umweltschützer auch schon 2020, dass das damals kommende Winterhalbjahr (noch weitgehend ohne die Möglichkeit zur Impfung) wohl der Höhepunkt der Pandemie sein würde, denn zu der Langlebigkeit der Aerosole kommt in geschlossenen Räumen auch noch ihre relative Immobilität. Was das für die Konzentration und damit für die Ansteckungsgefahr bedeutet, kann man vielleicht wieder am besten mithilfe der Schweine ermessen. Der Geruch und damit die Aerosole aus Schweinestallungen breiten sich über die Luft sehr weit aus, was Anrainer von derartigen Produktionsstätten aus leidvoller Erfahrung wissen. Es stinkt im Freien noch in vielen Hundert Metern Entfernung vom Stall richtig grauslich. Aber glauben Sie mir: Das ist kein Vergleich zum Innenraum! Ich habe für TV-Dokumentationen mehr als einmal in Schweineställen gedreht, der Geruch ist unglaublich intensiv. So intensiv, dass man ihn tagelang nicht ganz aus den Haaren – auch Bart-, Scham-, Augenbrauenhaaren – bekommt, selbst wenn man es mehrmals täglich mit durch Parfum chemisch unterstütztem Duschen versucht. Von der Kleidung ganz zu schweigen. Ab dem zweiten Dreh meines Lebens in einem Stall hatte ich für die Heimfahrt im Zug immer Wechselkleidung parat, um mir die (angeekelten? mitleidigen? bösen?) Blicke der Mitfahrenden zumindest teilweise zu ersparen. Man selbst riecht es ja nicht mehr wirklich, denn die Nase ist ein gnädiges Organ, stumpft relativ rasch ab und lässt dann nur noch eine Idee des tatsächlichen Gestanks in den Riechkolben des Gehirns dringen. So hält man auch einige Stunden im Schweinestall durch, wenn man den Geruch nicht gewohnt ist. (Nach dem zweiten Dreh für besagte Dokumentation, der im Schlachthof stattfand, wurde ich übrigens Vegetarier, aber das ist eine andere Geschichte).

Die Schweine stehen in den allermeisten Schweinestallungen meist wirklich richtig dicht beieinander. In konventionellen Ställen muss ein Schwein eine Fläche von 0,7 Quadratmeter zur Verfügung haben, solange es nicht mehr als 110 Kilogramm wiegt, darüber ist es dann 1,0 Quadratmeter. Allerdings stehen die Schweine in der Regel mit Sicherheit nicht so dicht Rüssel an Rüssel wie etwa die heftig Tanzenden in einem gut gefüllten Nachtklub, einer Disco oder bei einem Festival. Die einschlägige Verordnung erlaubt in normalen Zeiten zwei Besucher pro Quadratmeter. Dazu wird

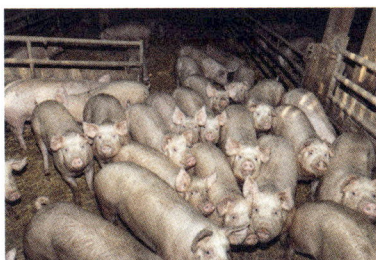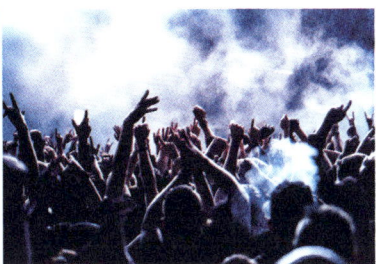

Aerosole in Aktion: Sowohl der Schweinestall als auch die Disco sind potenziell gefährliche Umgebungen, da Covid-19-Viren dort leicht über Aerosole weitergetragen werden.

noch mitgesungen und besonders viele Aerosole verlassen die Atemwege. Lüftungsanlagen sind meist unterdimensioniert und ohne ausreichende Filtersysteme ausgestattet, meint Professor Noe, und hält schon seit Beginn der Pandemie Massenveranstaltungen in geschlossenen Räumen für die gefährlichsten Treiber des Infektionsgeschehens, sie sind sozusagen Superspreaderevents. Mittlerweile ist diese Position ja durchaus bekannt, und vor allem die Nachtgastronomie leidet deshalb unter dem Infektionsgeschehen wirtschaftlich am meisten.

Professor Noes Meinung dazu ist umso relevanter, als der Mann nicht nur ein brillanter und international hoch angesehener Chemiker ist, sondern auch ein mindestens ebenso geschätzter Pharmazeut. Als solcher weiß er natürlich auch um Infektionsketten und Ähnliches. In Innenräumen, in denen sich viele Menschen aufhalten, so sagte mir Professor Noe schon 2020, reichern sich eventuell mit Viren beladene Aerosolpartikel in der Luft an wie in einem Schweinestall in seiner Innviertler Heimat oder anderswo. Sie stinken vielleicht weniger, vielleicht sind wir den Geruch menschlicher Ausdünstungen aber auch nur einfach gewohnt und einem armen Schwein würde es in einem Nachtklub zunächst ähnlich ergehen wie einem geplagten Fernsehmacher im Stall. Es gibt noch keine Studie dazu.

Aber weg von den armen Schweinen, obwohl Professor Noe etwa Schweinegrippeviren auch im näheren oder weiteren Umkreis entfernt von Schweinestallungen gefunden hat. Das wird jedoch vielleicht erst relevant, wenn die nächste Pandemie über uns hereinbricht – vermutlich wieder weitgehend unvorbereitet, was die Innenraumluft angeht, wie der Professor beklagt. Denn seit seinen

Forschungen in den Achtzigerjahren hat sich diesbezüglich viel an Erkenntnissen getan, allerdings fast ohne Konsequenzen. Man denke nur an die Klassenzimmer, von denen einer meiner Gymnasiallehrer übrigens gemeint hat, dass sie oft wie Schweineställe aussehen würden.

Luftreinigung als Virenkiller – lange unterschätzt, jetzt vielleicht überschätzt

An dieser Stelle kommt ein anderer hochinteressanter Mann ins Spiel, der zumindest in Österreich die absolute Koryphäe in Sachen Innenraumlauft darstellt. Mit Peter Tappler habe ich schon einige spannende Projekte fürs Fernsehen gemacht, wir haben Nikotinabhängige mit Dieselautos um die Wette rauchen lassen oder gezeigt, dass Räucherstäbchen zwar besser riechen, aber Raumluft und Lunge genauso belasten wie Zigaretten.

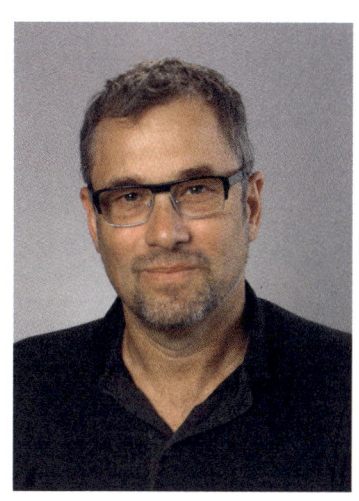

Peter Tappler ist Experte für die Belastung von Innenräumen mit Schadstoffen und ein unermüdlicher Kämpfer für die gute Luft. Denn die ist

Peter Tappler ist ein ausgewiesener Experte für Innenraummessungen und unermüdlicher Kämpfer für gute Luft.

wichtiger, als man denkt – vor allem dort, wo man viel denkt. Man nennt das auch wissensbasierte Arbeitsplätze. In Klassenzimmern etwa können Schüler ab einer gewissen CO_2-Konzentration nicht mehr richtig lernen, dies wurde in vielen Studien nachgewiesen. Kein Wunder, wenn man weiß, dass 4 Prozent der Luft, die unsere Lungen beim Ausatmen wieder verlässt, aus dem berühmt-berüchtigten Treibhausgas besteht. Rund zwei Dutzend Schüler plus mindestens ein Lehrer, da kommt in einer Stunde oder einem ganzen Unterrichtstag schon eine ordentliche Treibhausgaskonzentration zusammen, ganz abgesehen von den mit dem CO_2 assoziierten Geruchsstoffen und vielen anderen flüchtigen Substanzen, die von Menschen abgegeben werden. Konkret: Es werden in Klassenräumen, die nicht gelüftet werden, schnell einmal Werte von einigen Tausend ppm (parts per million, also Teilchen pro Million Teilchen) CO_2 erreicht. Zum Vergleich und besseren Verständnis: Im Freien beträgt die Konzentration von CO_2 etwas mehr als 400 ppm, was für die Erde schlimm genug ist und seit dem Beginn des Industriezeitalters eine Steigerung von 50 Prozent in einem nie da gewesenen Tempo bedeutet – mit katastrophalen Auswirkungen auf das Klima. Das wird uns vielleicht irgendwann die Luft zum Atmen wegen zu großer Hitze rauben, aber eine CO_2-Konzentration von 400 ppm stellt für Menschen beim Atmen kein Problem dar. Nur nimmt die Konzentration in geschlossenen Räumen rasanter zu und kann binnen weniger Stunden Werte erreichen, die durchaus zehnmal so hoch liegen. Die Folgen: eine gestörte Sauerstoffversorgung von Gehirn und Muskulatur, verminderte körperliche und geistige Leistungsfähigkeit, Konzentrationsschwäche, Kopfschmerzen – und das schon weit unter der wirklich gefährlichen Konzentration von etwa 100 000 ppm, die aufgrund von Atemdepression zum Tod führen kann.

So weit lässt man es in der Schule dann doch nicht kommen, aber trotzdem viel zu weit, wie Peter Tappler seit Jahrzehnten nicht müde wird zu betonen und in zahlreichen Publikationen beklagt. Er hat sogar bereits vor über zehn Jahren eine einfache und billige CO_2-Ampel in der Größe eines Weckers für Schulen entwickelt, die grün leuchtet, solange die Luftqualität tadellos ist, auf Gelb umschaltet, wenn die Luft langsam schlechter wird, und auf Rot, wenn etwa 1500 ppm erreicht werden und die Schüler schon deshalb nichts mehr von dem aufnehmen können, was der Vortragende mehr oder minder virtuos von sich gibt. Die Lüftungsampel hat sich auch im Land ihres Entwicklers, also Österreich, bis heute nicht wirklich durchgesetzt.

Das Problem mit dem CO_2 scheint zu sein, dass man es weder sieht noch hört noch riecht und etwaige Auswirkungen dadurch so schlecht kausal zugeordnet werden können. Viele Kilometer mit dem SUV mit viel Verbrauch fahren, Fernreisen mit dem Flugzeug, Waren und Lebensmittel aller Art energieintensiv produziert und womöglich von weit her zu uns transportiert – wir wissen mittlerweile, dass das CO_2 produziert und das Weltklima sicher nachhaltig und vielleicht sogar irreparabel beeinflusst oder zerstört. Aber sehen tut man dieses Verbrennungsprodukt – ja, auch wir Menschen »verbrennen« in unserem Körper Sauerstoff zu CO_2 – halt nicht wirklich, denn CO_2 ist, wie gesagt, leider unsichtbar, still und geruchlos.

Wer nicht lüftet, braucht Lüftungsanlagen – aber die richtigen

Genau dieses Problem haben wir aber auch in den Schulen. Ich gebe hier die Situation an den österreichischen Schulen wieder, die Peter Tappler lange gründlich untersucht hat. Schlechte Luft in den Klassen? Trotz der Bemühungen von Peter Tappler war dies jahrzehntelang kein Thema. Und dann kam Corona! Plötzlich war die Luftqualität an Schulen ein ganz großes Thema, plötzlich wurde in den Klassenzimmern gelüftet, obwohl dabei noch immer kaum jemand außer Peter Tappler an CO_2 gedacht hat. Deshalb also plötzlich Ratschläge, wie man die möglicherweise mit Viren belastete Luft möglichst effektiv aus den Klassenzimmern bringen kann. Querlüften, Stoßlüften, rascher Luftaustausch in der Pause – plötzlich waren all diese Begriffe quasi Teil des Lehrplans. Denn jetzt ging es ja nicht mehr nur um die Kinder beziehungsweise die Schüler, könnte man polemisch sagen. Sondern es ging darum, das Infektionsgeschehen, das für Kinder wohl am wenigsten gefährlich ist, einzudämmen, zugunsten aller anderen, die die Schule schon hinter sich haben, vor allem jene, die sie schon sehr lange hinter sich haben, also vor allem der wirklich alten Menschen. Der schlechte Lernfortschritt durch CO_2 hat es lange nicht zum wichtigen Thema geschafft, die Ansteckungsgefahr durch SARS-CoV-2 hingegen ganz schnell. Dabei sind CO_2 und mit Viren beladene Aerosolpartikel quasi Zwillinge. Ihre Konzentration in der Luft steigt in Innenräumen erstaunlich exakt parallel an, wenn nicht gelüftet wird. Das weiß natürlich ein Chemiker und Pharmazeut wie Christian Noe nicht nur aus den Schweineställen, und deshalb hatte der pensionierte Professor eine Idee, die im weiteren Verlauf dieser Pandemie oder aber in der nächsten noch sehr wichtig werden könnte und quasi ein indirekter Virenkiller ist.

Da die Viren in Aerosolen befördert werden und ihre Infektiosität naturgemäß vor allem von der Stabilität der Proteinaußenhülle abhängt, wo das berühmte Spike-Protein sitzt, kann man auf Basis einiger weniger Parameter zu Luftgüte, Raumvolumen sowie Saison und damit Wetterbedingungen das Risiko einer Aerosolinfektion in Innenräumen abschätzen. Gemeinsam mit dem Biomathematiker Peter Lechner, der den Algorithmus errechnete, und mit loytec electronics, einer Spezialfirma für Hauselektronik, hat Christian Noe ein Steuerungssystem für Raumluft entwickelt, das sowohl neu installiert als auch in bestehende Lüftungsanlagen eingebaut werden kann. Die Steuerung passt die Lüftung an die jeweils gegebene Situation an. Daher wird nicht nur die Sicherheit vor Ansteckung erhöht, sondern auch eine ökonomische und kostensparende Lüftungssteuerung erreicht. Neben der CO_2-Konzentration fließen Parameter wie Temperatur, Luftfeuchtigkeit, das bekannte, also durch Inzidenzzahlen erfasste Infektionsgeschehen in der näheren und ferneren Umgebung ein, aber auch die Anzahl der Menschen, die einen Raum nutzen. Die Anzeige erfolgt über eine App, die bald jeder auf seinem Smartphone installieren kann und die vor Betreten eines Raums das errechnete Infektionsrisiko darstellt. Die ganze Technik dazu steckt bereits im noch nicht miniaturisierten Prototyp in einem Kästchen von der Größe einer kleinen Schuhschachtel. Dieses Kästchen kann zum Beispiel in Lüftungsanlagen eingebaut werden – etwa jene in Schulen, wenn es sie denn gäbe. Die gibt es aber meistens nicht, wie Peter Tappler beklagt, und er kennt nicht nur die Situation in Österreich bis ins Detail, sondern auch jene in Deutschland sehr gut, schließlich ist er international gefragter Experte. Leistungsfähige Lüftungsanlagen für Schulen propagiert er seit vielen Jahren in Österreich mit sich bis dato nur langsam einstellendem Erfolg, denn nur sie garantieren gute Luft. Theoretisch ginge das natürlich auch mit regelmäßigem händischem Lüften der Klassenräume durch Öffnen der Fenster. Das müsste etwa alle 10 bis 15 Minuten pro Klassenzimmer passieren. Tut es aber nicht, wie Beobachtungsstudien zeigen, am allerwenigsten dann, wenn es eigentlich am allernötigsten wäre, nämlich in der kalten Jahreszeit. Viele Kinder sind den Aufenthalt im Freien bei kühleren Bedingungen gar nicht mehr wirklich gewohnt und daher – noch dazu ohne Jacken und im Sitzen – empfindlich gegenüber Kälte und Zugluft. Dazu kommt der Sicherheitsaspekt, denn geöffnete Fenster bedeuten Kinder, die beaufsichtigt werden müssen. Da müssten die Lehrer ja auch in den Pausen in den Klassenräumen bleiben, worauf zumindest manche wohl auch keinen besonderen Bock haben, wie ich aus eigener Anschauung sagen kann.

Deshalb also fordert Peter Tappler unermüdlich den verpflichtenden Einbau von Lüftungsanlagen, zumindest bei Neubauten. Gäbe es diese Lüftungsanlagen, dann müsste man jetzt nicht mobile Luftreinigungsgeräte für die Klassenzimmer anschaffen, so wie das – spät, aber doch – im beginnenden dritten Pandemiejahr in Österreich und Deutschland geschieht. Die gute Nachricht ist, dass in Deutschland Lüftungsanlagen in neuen Schulen mittlerweile zur Pflicht geworden sind und sich diese Erkenntnis langsam auch in Österreich durchsetzt.

Weil die Aerosole lange unterschätzt waren, wurden auch die Virenkiller, also Luftreinigungsgeräte, unterschätzt. Deren Filter sind

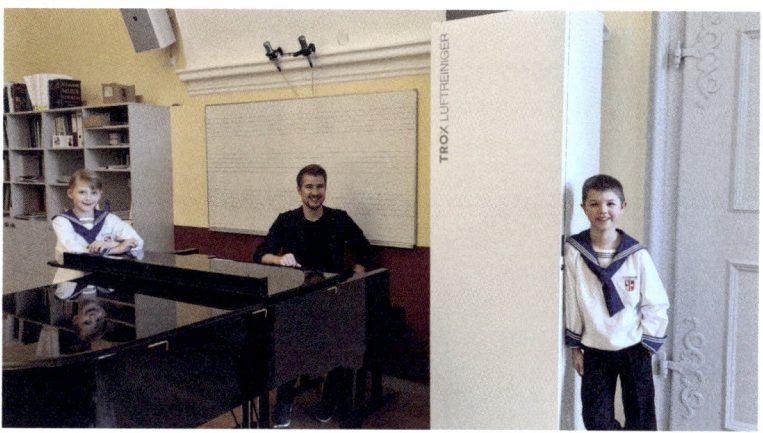

In der Schule der Sängerknaben von Sankt Florian wird viel gesungen und deshalb ein Luftreinigungsgerät zur Infektionsabwehr eingesetzt.

zwar eigentlich zu grob, um Viren tatsächlich am Durchkommen zu hindern. Weil die Krankheitserreger aber eben auf Aerosolpartikeln reisen, werden praktisch alle Viren durch Filter abgefangen. Bei den mobilen Geräten, die nun als Virenkiller in die Klassenzimmer kommen werden, gibt es nur ein paar Haken. Die müssen nämlich zwei Kriterien erfüllen, die gar nicht so leicht unter einen Hut zu bekommen sind. Erstens müssen sie leistungsstark sein. Experten wie Peter Tappler wissen, dass die Geräte die Viruslast im Klassenzimmer nur kontrollieren können, wenn sie die Luft mindestens viermal pro Stunde austauschen können, also jede Viertelstunde die komplette Raumluft einmal durch ihre Filter schleusen. Das ist in halbwegs großen Klassenzimmern viel Luft, die da bewegt werden muss, und dazu sind starke Motoren und Ventilatoren nötig. Stark heißt leider laut, und deshalb müssen diese Geräte eine wirklich gute Schalldämmung aufweisen. Andernfalls ist der Unterricht nicht nur virenfrei, sondern auch sinnfrei, weil Schüler und Lehrer sich nicht mehr verstehen vor lauter Luftreinigung. Geräte, die beide Anforderungen erfüllen, also leistungsfähig und leise genug sind, kosten mehrere Tausend Euro pro Stück. Je nach Anzahl der Klassenzimmer kommt da ein Betrag zustande, der besser der Installation einer leistungsfähigen Lüftungsanlage für das ganze Schulgebäude gewidmet werden sollte, meint Peter Tappler. Aus seiner Sicht seien in der derzeitigen Pandemiesituation Luftreiniger meist nur eine nette »Beruhigungspille für besorgte Eltern«.

Die Bedeutung von Lüftungsanlagen wurde eben bisher unterschätzt, obwohl sie gegenüber den mobilen Geräten einen gewaltigen Vorteil haben. Standgeräte, die einfach an die Steckdose angeschlossen werden, sind zwar einfach zu installieren, haben aber keine Verbindung nach außen und bringen daher auch keine Frischluft in die Räume. Sie filtern Aerosole und damit Coronaviren, allerdings keine Schadstoffe, die nicht an Aerosole binden, und vor allem auch kein CO_2 und andere vom Menschen produzierte Substanzen wie schlechte Gerüche. Damit wird die Luft in den Klassenzimmern zwar weniger infektiös, aber insgesamt nicht wirklich qualitativ hochwertiger. Böse formuliert: Die Schüler sind vor Viren geschützt, aber nicht vor Bildungsmängeln durch Konzentrationsprobleme, dafür müsste man nämlich lüften. Aber jetzt machen halt die Hersteller von Luftreinigern ein gutes Geschäft, und das sei ihnen gegönnt.

Weltmarktführer im Bereich Luftreinigung ist übrigens ein deutsches Unternehmen. Die 1951 in Neukirchen-Vluyn am Niederrhein gegründete Firma Trox würde auch viel lieber leistungsfähige Lüftungsanlagen in Schulen einbauen, als ihre Standgeräte verkaufen, die nach Messungen von Peter Tappler übrigens zu den

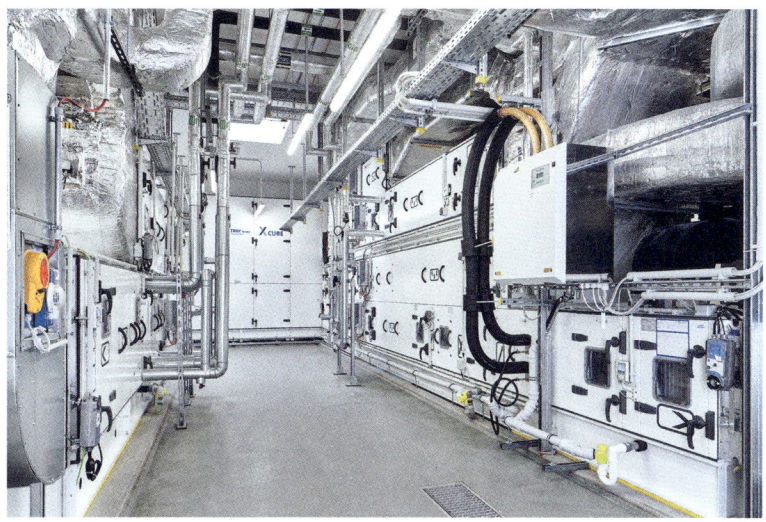

Alles voller Filter: Nicht nur hier in der Berliner Charité werden Viren durch professionelle Luftreinigungsanlagen gekillt.

leistungsfähigsten und gleichzeitig leisesten am Markt gehören. Wie gut die Technologie als Auftragskiller gegen Viren und andere Krankheitserreger funktioniert, zeigt übrigens die Tatsache, dass die Komponenten von Trox auf den Dächern sehr vieler Krankenhäuser oder Labore – auch Hochsicherheitsviruslabore – installiert sind. Dort werden natürlich keine mobilen Geräte, sondern fixe Lüftungsanlagen mit Filtersystemen eingesetzt. Damit bekommt man auch die Luft in Operationssälen weitgehend keimfrei, was insofern wichtig ist, als dass man die Luft ja schlecht mit Desinfektionsmitteln abwischen kann, wie das bei Oberflächen regelmäßig geschieht. Auch das Vernebeln von Desinfektionsmitteln würde wahrscheinlich funktionieren, ist aber ganz sicher keine Möglichkeit in Räumen, in denen sich Menschen aufhalten, kranke Menschen noch dazu.

Luftreinigung in Krankenhäusern

In Spitälern wird die Luft in sensiblen Bereichen mit sehr ausgeklügelten Methoden keimfrei, also auch virenfrei gemacht. Vor allem in Operationssälen kommt eine Technik zum Einsatz, die als LAF (Laminar Air Flow) oder TAV (turbulenzarme Verdrängungsströmung) bezeichnet wird. Einfach erklärt, werden dabei die Luftströmungen so gezielt gerichtet, dass keine Turbulenzen und damit Vermischungen entstehen, sondern die keimfreie, gefilterte Luft vom Lüftungssystem direkt zum Operationsbereich, etwa dem geöffneten Brustkorb eines Patienten, geblasen wird und die verbrauchte, also möglicherweise durch Keime belastete Luft nach unten abgesaugt wird. So kann am besten verhindert werden, dass Wundinfektionen über den Luftweg entstehen. Die Technologie zielt in erster Linie auf Bakterien ab, wirkt aber genauso gut gegen Viren, die an den Aerosolpartikeln anhaften. Dass die Lufthygiene im Krankenhaus wichtig ist, aber nur ein kleiner Teil des nötigen Schutzkonzepts, zeigt der Vergleich mit der Effektivität von Schutzkleidung. Bei leichter körperlicher Aktivität, wie etwa der eines Arztes bei einer durchschnittlich anstrengenden OP, geben unbekleidete Menschen pro Stunde zwischen 25 000 und 40 000 Keime ab. Durch OP-Kleidung reduziert sich dieser Wert auf 14 000 bis 28 000. Wenn richtige Schutzkleidung getragen wird, also Reinraum-Overalls und Schaftstiefel, dann sind es nur noch 780 bis 2240 pro Stunde. Deshalb also wird in Spe-

ziallaboren und auf Isolierstationen, etwa für Covid-Pa-
tienten, großer Wert auf Schutzkleidung gelegt.

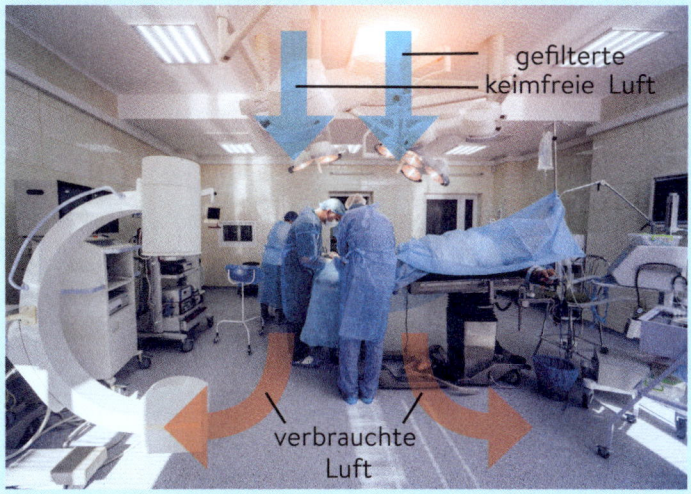

Durch eine gezielte Belüftung kann eine Operation in sauberer Umgebungsluft ausgeführt werden.

Lüftung plus Schutz als effektive Virenkiller

Lüftungsanlagen sind also wirklich unterschätzte Virenkiller, und ihre kleinen Verwandten, die mobilen Luftreinigungsgeräte, sind ebenfalls ganz gut, wenn aus den genannten Gründen auch nicht die perfekte Lösung. Aber die ganze Technologie hat dort ihre Grenzen, wo es nicht mehr um Aerosole, sondern um Tröpfchen geht. Wenn etwa Schüler im Klassenzimmer einander aus der

Nähe ansprechen oder gar ansingen oder anhusten, dann kommt die Intervention auch der besten Luftreinigung viel zu spät, denn die ausgestoßenen Tröpfchen landen viel zu schnell in den Atemwegen von Mitmenschen im gleichen Raum. Womit wir wieder beim Nasen-Rachen-Raum wären, der Blackbox dieser Pandemie. Natürlich ist es möglich, mithilfe von Masken und genügend Abstand auch noch jenes Risiko zu reduzieren, das nach dem Herausfiltern der Aerosole aus der Raumluft übrig bleibt und damit für die Verbreitung der Infektion auch unter Schülern und jüngeren Kindern sorgt. Aber vor allem der Abstand ist schon in der Schule illusorisch, in Kindergärten sogar gänzlich undenkbar und daher keine wirklich erfolgversprechende Strategie an diesen Orten.

Aber es gibt noch weitere Möglichkeiten. Christian Noe ist, wie erwähnt, nicht nur Chemiker und kennt sich daher mit Aerosolen aus, sondern auch Pharmazeut. Als solcher weiß er sehr gut, was sich in menschlichen Geweben abspielt, die mit Viren und anderen Krankheitserregern konfrontiert sind. Deshalb ist ihm auch eine Studie[27] aus dem Frühjahr 2021 aufgefallen, die einen extrem starken Zusammenhang zwischen Zahnfleischentzündungen und der Schwere von Covid-19-Erkrankungen nahelegt. Das Todesrisiko von Menschen, die unter Paradontitis leiden, also Entzündungen mit oder ohne Zahnfleischbluten, ist bis zu neunmal höher als jenes von Menschen, die dieses mundhygienische Problem nicht haben. Die pathologischen Zusammenhänge sind noch nicht geklärt, es könnte sein, dass die Bakterien aus dem Zahnfleisch zusammen mit den viralen Substanzen in der Lunge ganz besonders schwere Schäden anrichten. Es ist aber auch denkbar, dass die chronische Entzündung im Mundraum das Immunsystem beschäftigt oder schwächt und dadurch die Bekämpfung von

SARS-CoV-2 erschwert. Jedenfalls gibt es einen Zusammenhang zwischen der Hygienesituation im Mundraum und der Gefährlichkeit des Virus weiter unten im Bereich der Lunge.

Deshalb plädiert Professor Noe schon seit Langem dafür, dass Mundhygiene auch in der Schule nicht nur im Lehrplan, sondern sogar auf der Tagesordnung stehen sollte – besonders natürlich in Zeiten einer Viruspandemie. Konkret könnte man am Beginn und Ende jedes Unterrichtstags oder sogar jeder Unterrichtsstunde eine Minute aufwenden, um die Schüler gurgeln zu lassen. Salzwasser wäre völlig ausreichend, es stehen aber auch in Pandemiezeiten andere Substanzen zur Wahl (Seite 120 ff.), die ohne Risiko, aber mit großem Effekt eingesetzt werden könnten, weil sie nachweislich die Viruslast senken.

Aber genauso wie bei Patienten in Quarantäne wurde diese lokale Maßnahme nie propagiert und breit eingesetzt. Dabei hätte man den drei in Pandemiezeiten wichtigen Hinweisen auf Abstand, Maske und Händewaschen nur einen vierten hinzufügen müssen: Gurgeln Sie mit einer der empfohlenen Substanzen, nachdem Sie unter Menschen waren, oder besser noch: täglich morgens und abends. Das würde übrigens auch die Mundhygiene ganz allgemein verbessern und den Mundgeruch weltweit reduzieren. Professor Noe kennt sogar viele Studien, die zeigen, dass es einen Zusammenhang zwischen Mundhygiene und Herz-Kreislauf-Erkrankungen oder Demenz gibt. Aber auch das wird, genauso wie viele Virenkiller, einfach vergessen oder unterschätzt. Womit wir wieder beim wichtigsten Thema dieses Buchs wären, nämlich beim zu wenig geschützten Nasen-Rachen-Raum.

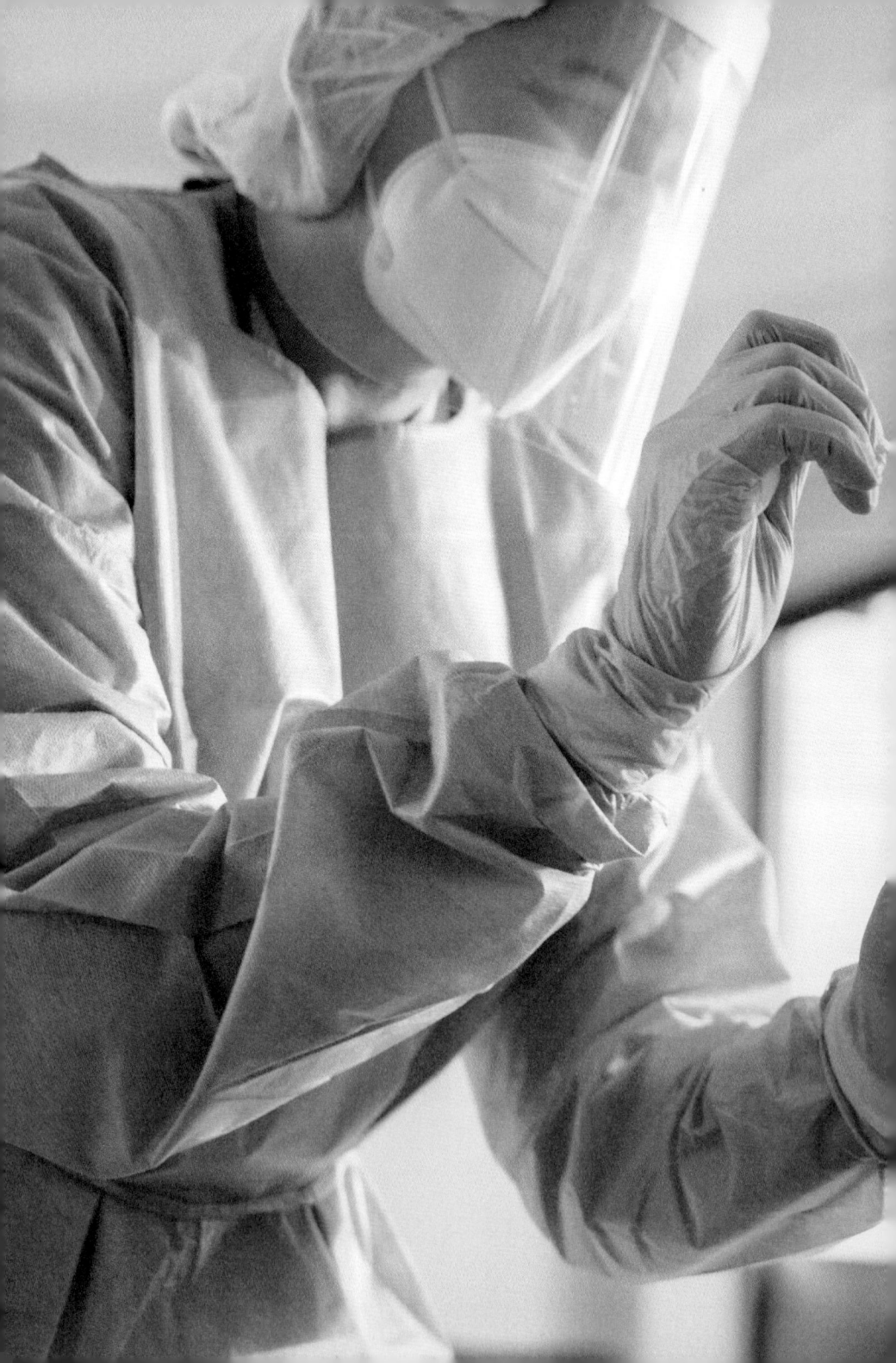

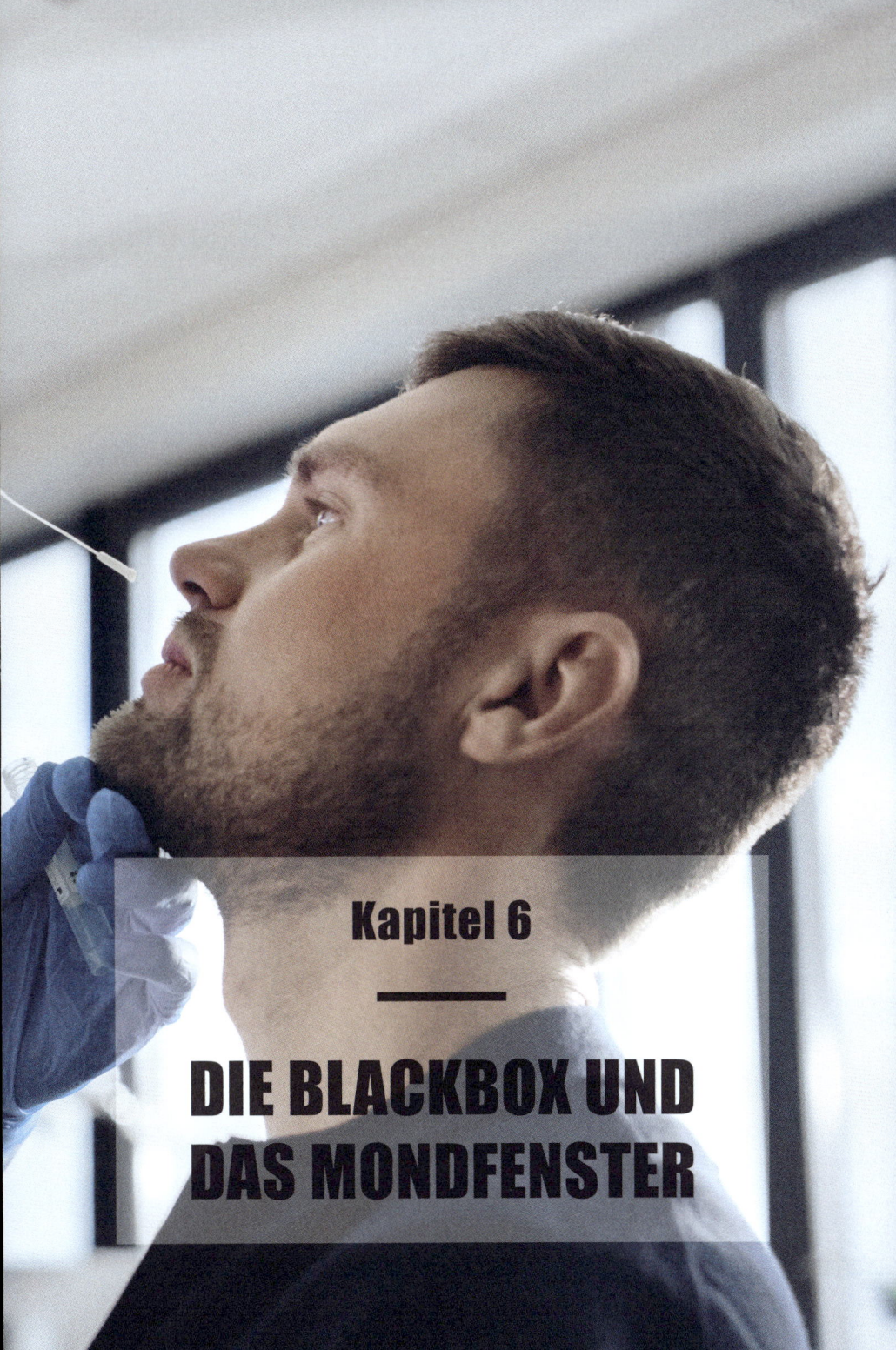

Kapitel 6

———

DIE BLACKBOX UND DAS MONDFENSTER

Tests – der Nutzen ist größer als die Genauigkeit

Christian Noe hat also nicht nur ganz früh erkannt, dass die Aerosole eine zentrale Rolle in dieser Pandemie spielen, sondern auch, wie bedeutend der Nasen-Rachen-Raum zur Bekämpfung der Virusvermehrung in der Anfangsphase einer Covid-19-Erkrankung ist. Diese Anfangsphase dauert nämlich ziemlich lange und es bleibt viel Zeit, um zu kämpfen. Um das komplett zu verstehen, müssen wir unsere Aufmerksamkeit kurz auf die Tests lenken, die in meiner Heimatstadt Wien, aber auch in vielen anderen Städten in Österreich, Deutschland und der Schweiz seit Beginn 2021 geradezu allgegenwärtig geworden sind. In ganz Wien verteilt entstanden Dutzende Testzentren, es gab Gurgelaktionen in Schulen (zum Testen, nicht als Behandlungsmethode!) und für Zuhause, sein Gurgelat konnte man schon bald im Supermarkt abgeben.

Der rührige Gesundheitsstadtrat der Donaumetropole hat schon früh auf ein dichtes Testsystem gesetzt, um möglichst viele Personen zu finden, die mit dem Virus in Berührung gekommen sind, diese dann in Quarantäne zu schicken und so zu verhindern, dass sie andere anstecken. Mit einer breit gestreuten Teststrategie lässt sich darüber hinaus das Infektionsgeschehen insgesamt besser beurteilen, um dann rechtzeitig Maßnahmen anzusetzen, die eine Überlastung des Gesundheitssystems verhindern sollen. So weit die Theorie. Das Ganze klappt in meiner Heimatstadt gar nicht so schlecht, obwohl etwa die Antigentests wirklich ein sehr grobes Werkzeug sind, zu grob eigentlich. Dies zeigt eine große Schweizer Studie, die im Sommer 2021 veröffentlich wurde. Die

Forscher der Universität Bern verglichen die Resultate von PCR-Tests (Polymerase Chain Reaction oder Polymerase-Kettenreaktion) mit jenen von Antigentests an den gleichen Personen und die Ergebnisse waren ernüchternd bis erschreckend. Die Antigentests konnten lediglich zwei von drei der durch PCR-Tests nachgewiesenen Infektionen erkennen, sie erkannten bei 141 infizierten Personen nur 95 Infektionen. Und von denjenigen Infizierten, die noch keine Symptome aufwiesen, konnten überhaupt nur 44 Prozent per Antigentest identifiziert werden, also weniger als die Hälfte! Das ist ohnehin schon sehr ernüchternd, aber wenn man dazu noch die Tatsache berücksichtigt, dass die Tests in dieser Studie von gut ausgebildetem Personal nach höchsten medizinischen Standards vorgenommen wurden, dann kann man sich vorstellen, wie das Ergebnis aussieht, wenn solche Tests im Wohnzimmer von ungeschulten Laien durchgeführt werden. Dass solche Ergebnisse dann als Basis dienen, um irgendwelche Treffen oder Veranstaltungen zu besuchen, bei denen andere infiziert werden könnten, ist erschreckend und erklärt vielleicht die Höhe so mancher Welle etwas besser. Der Berner Studienleiter resümiert deshalb glasklar, aber mit schweizerischer Zurückhaltung:

> *»Die Studie zeigt aber auch, dass Antigen-Schnelltests nur bedingt geeignet sind, um eine SARS-CoV-2-Infektion zuverlässig auszuschließen. Die heute zur Verfügung stehenden Antigen-Schnelltests sollten daher nur mit Vorbehalt im Rahmen der Covid-19-Maßnahmen eingesetzt werden.«*[28]

Vielleicht hat auch deshalb Wien im Laufe der Pandemie auf die hypersensiblen PCR-Gurgeltests umgestellt. Die Strategie des breiten Testens ist zur Eindämmung des Infektionsgeschehens nicht falsch, allerdings funktioniert sie nur, solange sich genügend Menschen testen lassen und im Falle eines positiven Ergebnisses auch die verordnete Absonderung, also Quarantäne, brav einhalten. Letzteres ist vermutlich längst nicht immer der Fall, wie ich ganz persönlich aus zahlreichen Beispielen in meiner Umgebung schließen kann, und das, obwohl man ja einen Quarantäneverstoß nicht unbedingt an die große Glocke hängt, was auch Studien dazu praktisch unmöglich macht. Dazu kommen die etwa 25 Prozent Testverweigerer, die dann gegebenenfalls auch zu Impfverweigerern werden. Im Laufe des Jahres 2021 versuchte man diese mit Eintrittsvorschriften – der 3G-Regel, also geimpft, genesen oder getestet – immer dringender zuerst zum regelmäßigen Testen und dann zur Impfung zu motivieren, beides mit überschaubarem Erfolg. Die Tests haben bei den Verweigerern einen sehr schlechten Ruf, auch weil sie, wie wir gesehen haben, ja tatsächlich gar nicht in der Lage sind, wirklich zuverlässig infizierte Personen zu erkennen, und im Falle der PCR-Tests auch Personen positiv getestet werden, die gar nicht wirklich erkranken. Dieser Vorwurf stimmt einerseits, ist aber trotzdem irrelevant. Beides hat damit zu tun, dass das Infektionsgeschehen, oder besser gesagt die Ansteckung, in zwei Phasen abläuft.

Latenzzeit und Inkubationszeit

Die medizinische Terminologie ist manchmal nicht sehr exakt, bei den Begriffen Latenzzeit und Inkubationszeit wird das deutlich. Beide werden nämlich oft synonym verwen-

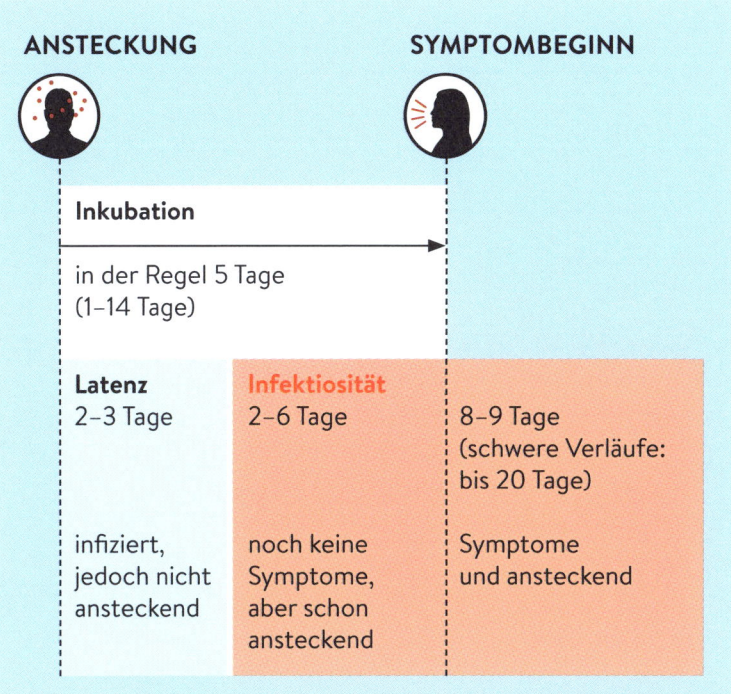

ANSTECKUNG SYMPTOMBEGINN

Inkubation

in der Regel 5 Tage
(1–14 Tage)

Latenz 2–3 Tage	**Infektiosität** 2–6 Tage	8–9 Tage (schwere Verläufe: bis 20 Tage)
infiziert, jedoch nicht ansteckend	noch keine Symptome, aber schon ansteckend	Symptome und ansteckend

Grafik: Referat Biologische Sicherheit und Abt. PR &
Kommunikation, Goethe-Universität: Quelle RKI

*Die Inkubationsphase stellt das wichtige Mondfenster für die frühe Behand-
lung im Nasen-Rachen-Raum dar.*

det, etwa bei Infektionen oder auch Vergiftungen. Latent
bedeutet in diesem Zusammenhang meist symptomfrei, bei
der Inkubation (von lateinisch *incubare*, ausbrüten – deshalb
auch der Inkubator bei Frühgeburten, in dem sie »nachge-
brütet« werden) geht es neben dem Auftreten von Symptomen oft auch eher um die nachfolgende Infektiosität der
Erkrankten, also ihre Fähigkeit, andere anzustecken. Ich
halte mich hier im Buch an die folgende Darstellung des

Robert Koch-Instituts, das bei SARS-CoV-2 sehr klar zwischen einer Latenzzeit und einer Inkubationszeit mit nachfolgender Infektiosität unterscheidet. Jüngste Studien legen allerdings nahe, dass mit der Deltavariante kontaminierte Personen auch schon in der Latenzphase infektiös sein können.

Es gibt während der Inkubationszeit zunächst eine Latenzzeit, in der die Betroffenen lediglich kontaminiert sind, also das Virus via Aerosol oder Tröpfchen im Nasen-Rachen-Raum aufgenommen haben, aber in den meisten Fällen noch nicht infektiös sind. Hochsensible PCR-Tests erkennen eine solche Kontamination meist, wenn auch nicht immer, weil die Viruslast in dieser Phase noch extrem niedrig sein kann. Professor Noe gibt auch zu bedenken, dass es vereinzelt Fälle geben könnte, bei denen die eingeatmeten kleinen Teilchen mit den Viren direkt in die Lunge gelangen, ohne den Nasen-Rachen-Raum stark zu kontaminieren, wo ja getestet wird. Aber ein solcher Vorgang ist unwahrscheinlich und daher vermutlich selten. Allerdings gibt es vielleicht auch deshalb Fälle, in denen der PCR-Test negativ bleibt, die getestete Person aber später doch erkrankt. Umgekehrt bedeutet eine Kontamination der oberen Atemwege, wenn das Virus also mit den Schleimhäuten des Nasen-Rachen-Raums in Kontakt kommt, nicht zwangsläufig eine Infektion. Denn oft – niemand weiß genau, wie oft – gelingt es den Abwehrmechanismen der Schleimhaut oder des Immunsystems zu verhindern, dass das Virus überhaupt eine Infektion verursacht. Ein positiver Test sagt dann nicht zwangsläufig eine Erkrankung vorher. Hinzu kommt, dass es inaktive Viren oder Virenbruchstücke geben kann, auf die ein PCR-Test ebenfalls reagiert.

Kritik der Testverweigerer hinsichtlich der Zuverlässigkeit von Testergebnissen ist insofern nicht falsch, aber trotzdem ist das Wissen um eine bloße Besiedelung wichtig, auch wenn sie manchmal nicht zur Infektion wird, da ja Kontamination oftmals doch zur Krankheit ausartet. Wenn nämlich kontaminierte Menschen, also etwa positiv getestete, aber (noch) nicht erkrankte Personen, sich nicht nur isolieren, sondern auch selbst mit Maßnahmen behandeln würden, die womöglich verhindern, dass das Virus genug Zellen befällt, um aus der bloßen Kontamination eine Infektion mit unsicherem Ausgang zu machen, dann wäre sehr viel erreicht und die Tests würden wesentlich mehr Nutzen haben. Es ist nicht ganz klar und wohl auch individuell unterschiedlich, wie lange die Latenzphase dauert, aber Studien[29] aus dem Jahr 2021 deuten darauf hin, dass es sich selbst bei der rasch infektiösen Deltavariante um mehrere Tage handeln kann. Zeit genug also, um mit den zahlreich verfügbaren Substanzen zu gurgeln und die Nase mit Sprays zu behandeln, um dem Virus die Kraft zu nehmen.

Eine Datenauswertung[30] Ende August, die von US-Forschern gemeinsam mit der Gesundheitsbehörde der chinesischen Stadt Hangzhou durchgeführt wurde, hat gezeigt, dass Virusträger schon lange vor den ersten Symptomen andere Menschen anstecken, womöglich noch in der Latenzphase. Auf die Latenzphase folgt dann die Inkubationszeit, in der das Virus bereits Zellen infiziert hat, der Patient andere Menschen anstecken kann, die Krankheit aber noch nicht voll ausgebrochen ist, also zur echten Virämie wurde, wie die Virologen das nennen. Bei der Deltavariante sind die Viruslasten schon relativ früh in der Inkubationszeit sehr hoch, was die höhere Infektiosität dieser Mutante zumindest teilweise erklärt. Die Inkubationszeit dauert jedenfalls mehrere Tage an, in denen man dem Virus chemisch und physikalisch zusetzen könnte, in der Hoffnung, dass es ob dieses Gegenwinds vielleicht darauf verzichtet, einen schweren Verlauf zu verursachen. Im Grunde genommen benötigt man nicht einmal ein positives Testergebnis, schon der Kontakt mit einem Infizierten oder der Aufenthalt in einer größeren Menschenmenge rechtfertigen simple Vorkehrungen im Nasen-Rachen-Raum. In dieser Blackbox der Pandemie gibt es also ein gar nicht so kleines Mondfenster, also Zeitfenster, zwischen der Kontamination mit dem Virus und dem Auftreten einer echten Virämie, bei der sich das Virus im Körper verbreitet hat und dadurch auch die besonders gefährliche (Über-)Reaktion des Immunsystems auslösen kann, den sogenannten Zytokinsturm. Dieser kann in zahlreichen Organen wesentlich mehr Schaden anrichten als das Virus selbst. Und in diesem Mondfenster kann man das Virus bei der Vermehrung so sehr stören, dass die Krankheit endet, bevor sie so richtig begonnen hat, und sich dadurch im Frühstadium richtiggehend heilen – so lautet ja auch die kühne Behauptung von Michael Winter, die mich zu all meinen Recherchen und letztlich zu diesem Buch provozierte.

Professor Noe hält als Pharmazeut die Idee einer frühen Behandlung für genau das Richtige und befürwortet Maßnahmen in dieser frühen Phase der Virusvermehrung grundsätzlich ganz dezidiert. Auch die Substanz, die Michael Winter dazu verwendet, sollte laut dem Arzneimittelexperten durchaus passen, selbst wenn er aus dem Stand nicht sicher sagen kann, ob sie völlig sicher in der Anwendung ist. Sie könnte als Medizinprodukt eingesetzt werden oder auch als Medikament. Um zu entscheiden, wie das im Speziellen geschehen soll – etwa zur Akuttherapie oder zur Vorbeugung – ist die Entscheidung der Zulassungsbehörden erforderlich. Aber dazu kommen wir etwas später. Zuerst machen wir einen kleinen Ausflug nach Graz und weiter nach Innsbruck, der die Relevanz des »Mondfensters in der Blackbox der Pandemie« unterstreichen wird.

Killen, aber richtig – neue Mittel gegen Viren im Nasen-Rachen-Raum

An Kurt Zatloukal sind mehrere Dinge bemerkenswert. Zunächst einmal seine Halswirbelsäule, denn die ist vom vielen Mikroskopieren derart geschädigt, dass es der Grazer Pathologe in letzter Zeit lieber sein lässt und neue Wege sucht, die die Arbeit erleichtern. Diese wären etwa der Einsatz von digitaler Pathologie und auf künstlicher Intelligenz basierende Algorithmen. Und dann ist da noch das Hochsicherheitslabor, das ihm an der menizinischen Universität Graz zur Verfügung steht.

Es ist ein Trakt neben dem Leichenraum im Keller, in dem sich die Forscher bewegen, als wären sie direkt einem Hollywoodfilm entstiegen, *Outbreak* etwa oder

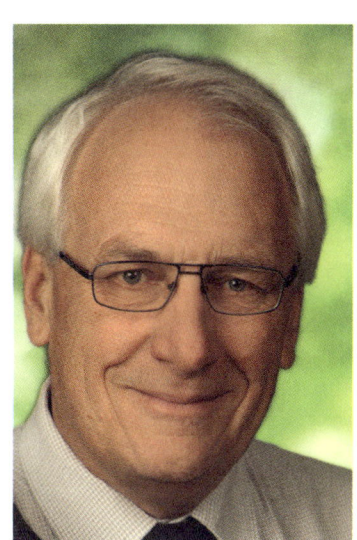

Kurt Zatloukal begibt sich als Pathologe auf die Spuren der Virenkiller, die SARS-CoV-2 besiegen könnten.

auch *Contagion*, mit den markanten orangen Schutzanzügen und Maskenhelmen. Was die Hollywoodfilme bestenfalls stark geschnitten zeigen, ist die Prozedur des Anziehens und Ausziehens der Schutzkleidung, denn die ist derart aufwendig und mühsam, dass das Publikum schon nach 10 Minuten gelangweilt das Kino verlassen würde. Man trägt mehrere Paare Spezialsocken sowie mehrere Paare Handschuhe übereinander und die Reihenfolge, in der Oberteil, Hose, Schürze, Helm und natürlich Schuhe, Socken und Handschuhe an- und wieder ausgezogen werden müssen, hat etwas von der Inszenierung eines Choreografen mit massiver Zwangsstörung. Zusammen mit Kamerateams habe ich diesen Vorgang mehrmals mitgemacht und beneide niemanden, der das täglich tun muss, wie die Menschen, die in so einem Labor arbeiten. Aber sie arbeiten ja auch mit Viren, echten SARS-CoV-2-Viren zum Beispiel, gewonnen aus Gewebeproben verstorbe-

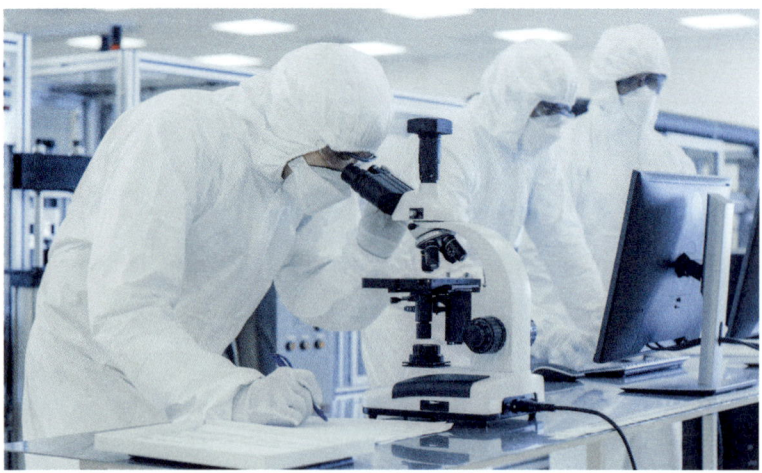

Hollywood lässt grüßen: Die Arbeitsbedingungen in einem Hochsicherheitslabor sehen tatsächlich so aus wie in manchen Katastrophenfilmen dargestellt.

ner Patienten. Vielleicht war jemand in einem Virenlabor in Wuhan schlampig, hier in Graz ist man es jedenfalls nicht. Nach der Arbeit unterziehen sich die Laborantinnen und Laboranten vor dem Verlassen des Arbeitsraums einer Dusche mit einem Desinfektionsmittel, das jedem Keim den Garaus macht. So ist garantiert, dass kein infektiöses Material das Labor, das auch noch ständig unter Unterdruck steht, verlässt. Seit Beginn der Pandemie wird hier ausschließlich an Covid-19 und seinem Erreger geforscht, und das ist einem Zufall zu verdanken. Die Medizinische Universität Graz ist neu, schön und großzügig ausgestattet. Das moderne Hochsicherheitslabor wurde fast exakt zu jenem Zeitpunkt fertig, als in Österreich die ersten Fälle von Covid-19 auftraten und absehbar wurde, dass SARS-CoV-2 die Alpenrepublik und den Rest der Welt länger in Atemnot halten würde. Andere Forschungsprojekte mussten also nicht unterbrochen werden, und so konnte Professor Zatloukal forscherisch aus dem Vollen schöpfen.

Eines seiner wichtigsten Projekte war die Untersuchung von Hunderten Substanzen, die möglicherweise gegen das neue Virus wirksam sein könnten. Nach eineinhalb Jahren intensiver Arbeit blieben ein paar spannende Kandidaten mit stark viruzider Wirkung übrig. Diese warten jetzt auf eine weitere Erforschung, darunter etwa Bananenlektin, das von einem oberösterreichischen Start-up zur Produktion von lokal wirkenden Mitteln zur Virenabwehr verwendet werden soll. Bevor hier die Regale leer gekauft werden, ein Hinweis: Der Verzehr sehr großer Mengen Bananen birgt die Gefahr von Bauchschmerzen und möglicherweise einer akuten Bananenvergiftung und chronischen Übergewichts, kann aber sicher nichts gegen Viren bewirken. Das Bananenlektin muss nämlich aufgereinigt und konzentriert werden und ist außerdem nur in bestimmten Sorten enthalten. Aber zumindest im Labor kann es nicht nur dem HI-Virus schaden, sondern auch SARS-CoV-2, weswegen in Zukunft eine Anwendung etwa in Kaugummis, Zahnpasten, Nasensprays und Ähnlichem zur Virenabwehr denkbar wäre.

Kurt Zatloukal jedenfalls wundert sich auch darüber, dass derartige lokal wirkende Maßnahmen zur Virusbekämpfung trotz ihres hohen Potenzials nur recht schleppend erforscht werden. Diese Kritik teilt er mit vielen anderen Experten, zum Beispiel mit Markus Nagl. Womit wir im sonnigen und föhnigen Innsbruck wären, dort, wo die Tiroler Berge von Norden her der Stadt so nahe rücken, als wollten sie sie fressen. Dabei werden sie selbst gefressen, wie eifrige Bergsteiger es nennen, wenn sie einen Berg nach dem anderen auf ihrer Gipfelliste abhaken. Markus Nagl ist so ein Bergfresser, vor allem aber ist er Wissenschaftler.

Heilversuche mit Sensationspotenzial

Weil Markus Nagl leidenschaftlich gern Berge erklimmt, bestieg er auch am elften Tag nach seiner Covid-19-Erkrankung, die ihn akut samt mittelschweren Symptomen und erhöhter Körpertemperatur befallen hatte, wieder einen der in Tirol zahlreich vorhandenen Dreitausender. Um Missverständnissen vorzubeugen: Die Symptome waren an Tag 11 schon wieder völlig verschwunden, weil der Professor sich sofort drei Tage lang selbst behandelt hatte und innerhalb von 72 Stunden klinisch vollständig geheilt war. An dieser Stelle müssen wir ein wenig ausholen, indem wir ein paar Jahrzehnte in die Vergangenheit zurückblicken.

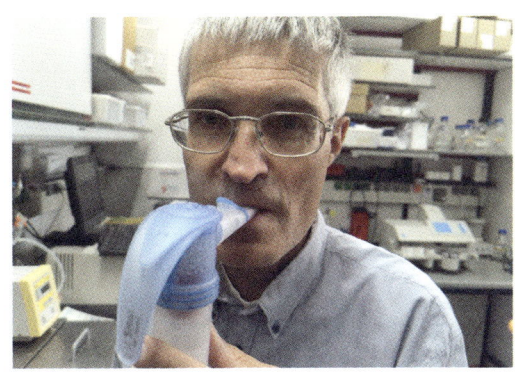

Markus Nagl ist seit über 30 Jahren fasziniert vom körpereigenen Desinfektionsmittel N-Chlortaurin.

Markus Nagl war ein junger Innsbrucker Student, als er erstmals mit einem Stoff in Kontakt kam, der ihn seither nicht mehr losgelassen hat und nach dessen Erforschung er geradezu süchtig ist. Nein, keine Droge, sondern ein Desinfektionsmittel, noch dazu eines, das der Körper selbst herstellt. Diese Substanz mit dem Namen N-Chlortaurin wird in weißen Blutkörperchen produziert, die bei Entzündungen aktiviert werden. Der Stoff dient dazu, Krankheitserreger abzutöten und die Aktivität des Immunsystems je nach Notwendigkeit zu steigern oder zu drosseln. Ein körpereigenes Desinfektionsmittel mit immunologischem Mehrwert, das klingt nicht nur sehr vielversprechend, sondern hat auch enorme medizinische Konsequenzen. In menschlichen Zellen ist die Substanz bereits seit den 1970er-Jahren bekannt, aber erst 1989 gelang es dem Innsbrucker Forscher Waldemar Gottardi, den Stoff künstlich herzustellen. Markus Nagl war da noch Student und Waldemar Gottardi wurde sein Doktorvater. Später, als bereits fertig ausgebildeter Allgemeinmediziner, beschloss Nagl, sein Berufsleben nicht in einer Praxis oder einem Krankenhaus den Patienten zu widmen, sondern im Forschungslabor, um weiterhin jenen Stoff extrem gründlich zu untersuchen, von dem er seit Studententagen fasziniert war. Gemeinsam mit seinen klinisch tätigen Kollegen erprobte er N-Chlortaurin mit Erfolg bei hartnäckigen Beingeschwüren, Entzündungen der Harnblase, bei Abszessen in verschiedenen Organen, Bindehautentzündung am Auge und chronischen Problemen im HNO-Bereich, etwa im Gehörgang oder in den Nasennebenhöhlen. Nasennebenhöhlen ist ein gutes Stichwort, denn genau dort hat ja auch Michael Winter begonnen, mit einem Desinfektionsmittel zu experimentieren, und zwar im Jahr 2013.Ausgerechnet in jenem Jahr begann er, in dem Markus Nagl in Innsbruck einen wichtigen deutschen Forschungspreis für seine Arbeit mit N-Chlortaurin erhalten hatte. Aber davon wusste Michael Winter in Wien nichts, Tirol ist weit weg von der Hauptstadt.

In den nächsten Jahren forschte Markus Nagl weiter und bestieg viele Gipfel. Dann kam Corona. Zu diesem Zeitpunkt hatte Markus Nagl bereits experimentelle Inhalationen mit N-Chlortaurin durchgeführt und es zeigte sich, dass die Substanz auch bei verschiedenen Lungenerkrankungen bemerkenswerte Erfolge brachte. Als Markus Nagl dann selbst mit deutlichen Symptomen und eindeutigem Testergebnis mit Covid-19 darniederlag, entschloss er sich zu einem Selbstversuch mit N-Chlortaurin. Er füllte den Stoff in eine Nasensprayflasche, eine Flasche zum Gurgeln und in einen handelsüblichen Inhalator, wie er bei der Behandlung zahlreicher Erkrankungen der Bronchien oder der oberen Atemwege verwendet wird, und sog den Nebel seines Lieblingsstoffs zweimal täglich 10 Minuten lang in tiefen Zügen in seine bereits schmerzende Mundhöhle und in die Lungen. Dazu noch drei Sprühstöße mit einem Nasenspray und ausgiebiges Gurgeln jeweils mit der gleichen Substanz, und zwar dreimal täglich. Das tat Markus Nagl drei Tage lang, länger war es nicht nötig, dann war er wieder völlig gesund. Als er eine Woche später auf dem nächsten Gipfel stand, war ihm als Forscher bei aller persönlichen Freude natürlich bewusst, dass seine Gesundung wissenschaftlich gar nichts bewies, aber doch ein deutlicher Fingerzeig sein konnte, sich die Sache näher anzusehen. Das tat er dann mit der ihm eigenen Gründlichkeit und der Zielstrebigkeit eines Bergsteigers in Lienz, in Osttirol.

Für alle deutschen Leser: Osttirol hat keine Verbindung zum Bundesland Tirol und ist dennoch ein Teil davon. Die schmähliche Niederlage der kaiserlich-königlichen Armee des Habsburgerreichs im Ersten Weltkrieg führte dazu, dass Südtirol Teil Italiens und das neue Bundesland Österreichs in zwei Teile gespalten wurde, nämlich Nordtirol, das alle nur Tirol nennen, und eben Osttirol, einen relativ kleinen, aber sehr schönen Flecken Erde, eingezwängt zwischen Italien, Kärnten und den höchsten Bergen Österreichs. In jenem für das Habsburgerreich schmählichen Ersten Weltkrieg ließ der amtierende österreichische Kaiser übrigens zu, dass seine Armee auch eine Chlorverbindung als Kampfgas einsetzte – was die katholische Kirche nicht daran hinderte, ihn im Jahr 2004 selig zu sprechen, weil er (posthum) die Gebete einer Nonne erhört und sie angeblich aus dem Jenseits von ihrem Venenleiden befreit haben soll. Mit dieser spirituell-medizinischen Sensation, die von der Kirche als Wunder bezeichnet wird, werden wir uns hier nicht näher befassen, aber die Sache mit dem Chlor wird uns noch unangenehm beschäftigen – Stichwort: Donald Trump. Aber zurück nach Lienz im schönen Osttirol.

Hier fand Markus Nagl einen sehr engagierten Virologen, der mit ihm gemeinsam einen fulminanten Heilversuch durchführte, der allein das Schreiben dieses Buchs schon rechtfertigen würde. Dabei bekamen 25 betagte Menschen aus Lienz, zum größeren Teil Bewohner eines Alten- und Pflegeheims, die gleiche Inhalationsbehandlung, die der Innsbrucker Wissenschaftler an sich selbst so erfolgreich erprobt hatte. Das atemberaubend Spektakuläre an diesem Unterfangen war die Tatsache, dass alle 25 Probanden nicht nur alt waren und teilweise ernste Vorerkrankungen hatten, sondern allesamt auch Corona-positiv getestet waren und viele bereits deutliche Symptome zeigten, einige sogar schon relativ schwere. Dieser Heilversuch sollte eigentlich nur die gute Verträglichkeit von N-Chlortaurin zeigen, und das tat er auch, weil keine unerwünschten Effekte auftraten und alle Probanden die Inhalation gut vertrugen. Aber die »Nebenwirkung«, die ich Ihnen an dieser Stelle mit Billigung von Markus Nagl verraten darf, ist die eigentliche Sensation dieses Heilversuchs: Es gab in der behandelten Gruppe keinen einzigen Verlauf, der auf der Intensivstation oder auch nur im Krankenhaus endete, und alle inhalativ mit N-Chlortaurin Behandelten überstanden die Covid-19-Erkrankung rasch und folgenlos. Alles kein Beweis, aber eine immer dichtere Kette von ermutigenden Resultaten, noch dazu, da alle Behandelten jener vulnerablen Gruppe angehörten, die statistisch gesehen fast zwangsläufig zu einem guten Teil im Krankenhaus, am Beatmungsgerät oder auf der Pathologie hätte landen müssen. Das war aber bei keinem einzigen der Fall. Aus diesem Grund wird jetzt in Innsbruck gerade eine wesentlich größere Studie mit einer Kontrollgruppe vorbereitet. Denn natürlich ist es theoretisch möglich, dass dieses Resultat, das ja gar nicht das definierte Ziel dieses Heilversuchs gewesen ist, rein zufällig zustande kam und die alten Herrschaften durch die gesunde Lienzer Bergluft von Covid-19 geheilt wurden. Markus Nagl ist zwar Bergsteiger mit Leib und Seele, aber das würde ihn dann doch überraschen und er hält es für extrem unwahrscheinlich. Rein statistisch würde es auch fast an ein Wunder grenzen und damit möglicherweise für eine Seligsprechung meiner heimatlichen Berge reichen. Von N-Chlortaurin werden Sie, geneigter Leser, also ziemlich sicher noch hören. Vielleicht gehört es ja sehr bald zur Standardbehandlung einer Covid-19-Erkrankung, etwa für Ungeimpfte oder Menschen mit Impfdurchbruch.

Die Sache mit dem Chlor

Michael Winter beobachtete seit Beginn 2021 die Arbeit von Markus Nagl mit großer Begeisterung und Bewunderung aus dem fernen Wien und hat später zwecks Erfahrungsaustausch mit ihm telefoniert. Denn auch er hatte ja eine Viruserkrankung erfolgreich weginhaliert, und zwar schon im Rahmen der schweren Grippewelle im Winter 2016/2017. Bei aller Ähnlichkeit der Geschichten gab es jedoch einen relativ kleinen, aber wichtigen Unterschied in den Methoden der beiden – ganz abgesehen davon, dass der eine ein mit Preisen ausgezeichneter Wissenschaftler ist und der andere nicht mehr als ein sehr kluger und gut informierter Laie beziehungsweise Patient. Der Unterschied in den Methoden der beiden Männer, die von extrem unterschiedlichen Ausgangspositionen zu einem sehr ähnlichen Schluss gekommen sind, ist die verwendete Substanz. Über N-Chlortaurin wissen wir jetzt schon ganz gut Bescheid, etwa, dass die Substanz quasi ein körpereigenes Desinfektionsmittel mit Wirkung auf das Immunsystem ist. Die Flüssigkeit in Michael Winters Wiener Fläschchen und Inhalator ist gar nicht so weit von der Tiroler Substanz entfernt. Bevor ich das Geheimnis hier jetzt lüfte, möchte ich mich jedoch dafür rechtfertigen, dass ich es tue, und erklären, warum ich lange gezögert habe, es tatsächlich zu tun.

Schon ziemlich am Anfang meiner Recherche war mir klar, dass die Methode von Michael Winter Nachahmer finden musste, sobald ich sie in einem Film und hier in diesem Buch veröffentlichen würde. Das liegt einerseits an der Tatsache, dass der Wiener zwar ein außerordentlich kluger Mensch ist, aber irgendwie trotzdem auch nur einer wie du und ich. Er ist kein Arzt, kein Wissenschaftler, kein Pharmaunternehmer, keiner also, der medizinisch auf einer höheren Ebene agiert, wie etwa der erwähnte australische Nobelpreisträger Barry Marshall mit seinem ekelhaften Getränk. Und andererseits, das ist der zweite Punkt: Die Substanz, die Michael Winter für seine erstaunlich fundierten, aber letztlich laienhaften Selbstversuche verwendet, ist weder ekelhaft noch besonders schwierig zu bekommen, im Gegensatz zu N-Chlortaurin, das außerhalb der Forschung kaum verfügbar ist. Die Frage, die ich mir daher schon früh stellte, war, ob ich das verantworten könnte. Denn wenn die Information einmal draußen ist, dann lässt sie sich ähnlich schwer zurückholen wie die sprichwörtliche Zahnpasta in die Tube. Also habe ich erstens mit mir gerungen (da gewinne ich sowieso immer) und zweitens alle für mich verfügbaren Experten, die sich mit dieser Substanz beschäftigen und sich damit auskennen, gründlichst befragt, um zu einer soliden Einschätzung zu kommen, ob das, was Michael Winter ausprobiert hat, ohne Gefahr für Leib und Leben von Wagemutigen nachgemacht werden könnte.

Für meine diesbezüglichen Bedenken gibt es übrigens ein großartiges Vorbild. Es hat orange Haare und ist nach eigener Einschätzung immer noch Präsident der Vereinigten Staaten von

Amerika. Keine Sorge, ich werde hier nicht meine Meinung über Donald Trump ausbreiten, möglicherweise wäre das ja einklagbar oder irgendein amerikanischer Geheimdienst käme auf die Idee, eine vorläufige Erschießung über mich zu verhängen. Aber weil es hier um Chlor geht (nicht nur in N-Chlortaurin), komme ich nicht an Trump vorbei. Schließlich hat der Mann davon schwadroniert, dass man verdünnte Chlorbleiche (oder auch starkes Licht) irgendwie in den Körper von Covid-19-Kranken bringen könnte, um sie zu heilen. So zumindest wurde es in den Medien wiedergegeben. In einem Akt von journalistischer Selbstgeißelung habe ich mir sogar das originale Video, in dem diese Äußerung gefallen ist, angesehen. Ein unangenehmes Stück Zeitgeschichte, aber es ist ja immer bedenklich, wenn mächtige, aber völlig unkundige Menschen Dinge, die sie nicht begreifen, in aller Öffentlichkeit von

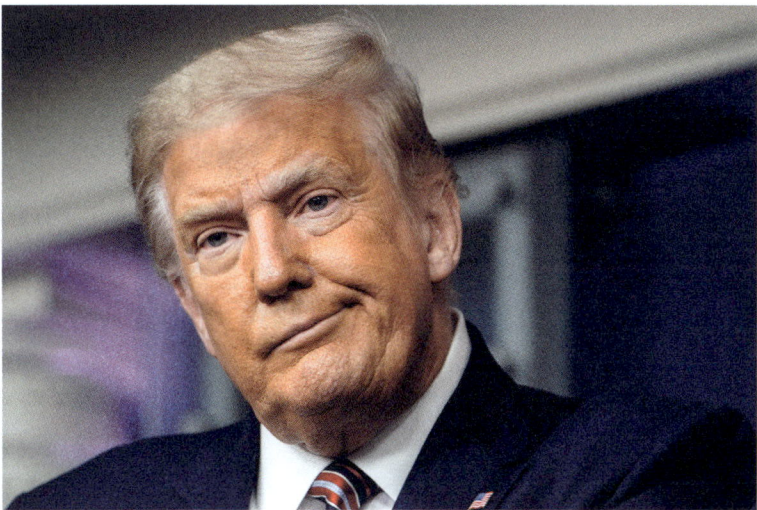

Ex-US-Präsident Donald Trump hat zumindest Erfahrung mit Bleichmittel für die Haare.

sich geben, und das tat Donald Trump ja routinemäßig nicht nur in Gesundheitsfragen. Nur einer heftig zurückrudernden medialen Kampagne ist es wahrscheinlich zu verdanken, dass durch diese Äußerung nicht viele Menschen zu Schaden kamen. Trotzdem hat Donald Trump mit seinen unbedachten Aussagen dem Ruf von Chlor als medizinisch einsetzbare Substanz wahrscheinlich ganz allgemein geschadet, was die Anwendung von Chlorprodukten im »Krieg gegen Corona« massiv diskreditiert und die Produktentwicklung in diesem Bereich vielleicht gebremst hat. Obendrein hat er auch jene Szene in den USA, aber auch im Rest der Welt befeuert, die versucht, mit Chlordioxid, also dem, was wir in Europa meist Chlorbleiche nennen, Corona zu bekämpfen.

Gefährliches Heilmittel CDL

CDL (Chlordioxidlösung) oder CDS (*chloride dioxide solution*) ist ein Desinfektionsmittel, das medizinisch keinerlei seriöse Relevanz besitzt und trotzdem einen Hype im Zusammenhang mit SARS-CoV-2 erlebt hat. Dass es ein Wundermittel sein soll, geht auf ein ehemaliges Scientology-Mitglied zurück. Jim Humble behauptet, dass er in seiner Zeit als Goldgräber in Südamerika mit CDL Malaria bei sich und anderen Personen geheilt hätte. Aus diesem Wunder ging 2010 die Genesis 2 Church of Health & Healing hervor, mit CDL als heiligem Sakrament. Ein Mitglied dieser »Kirche«, das schon vor Ausbruch der Covid-19-Pandemie mit einer »Vorstufe« des heiligen Sakraments namens MMS

(»Miracle Mineral Supplement«) viel Geld bei Gläubigen und »pharmakritischen« Konsumenten verdient hatte, propagierte die Mixtur gleich zu Beginn als Heilmittel gegen Covid-19 – selbstverständlich ohne jede wissenschaftliche oder auch nur nachvollziehbare Grundlage. Weil es ihm offenbar noch nicht reichte, dass sich seine Einnahmen dadurch vervielfachten, pries er das »Wundermittel« auch noch Donald Trump in einem Brief an. Mister President hatte nichts Besseres zu tun, als bei der nächsten Pressekonferenz darüber zu stammeln – ich habe das Video gesehen und darf das sagen. Das Resultat ist bekannt. Mark Grenon, besagtes Mitglied der Genesis 2 Church of Health & Healing, hat sich dem Zugriff der amerikanischen FDA (Food and Drug Administration) durch Flucht nach Kolumbien entzogen, zwei seiner Söhne, die im Familienbetrieb mitgemacht hatten, wurden verhaftet und warten auf ihren Prozess, Donald Trump läuft immer noch frei herum.

Das ist natürlich völliger Blödsinn. Trinkt man eine aktive Chlorverbindung, dann reagiert diese im Magen und kann die Schleimhaut schwer schädigen. Injiziert man sie, dann kommt es zu Gewebeschäden, und das kann sogar lebensgefährlich werden. Das Virus, welches sich vor allem im Nasen-Rachen-Raum und in der Lunge befindet, kommt mit der Verbindung dabei gar nicht in Berührung, bleibt also unbeeindruckt von Donald Trumps Ratschlägen.

Chlordioxid wird zur Desinfektion von Trinkwasser eingesetzt und gelangt auf diesem Weg im Normalfall entsprechend verdünnt und nur in winzigen Mengen in den menschlichen Organismus. CDL-Gläubige geben es hingegen sogar ihren Kindern pur zu trinken. Gegen Covid-19 hilft es sicher nicht, aber bedauerlicherweise gegen gesundes Körpergewebe, etwa im Verdauungstrakt oder auch in der Leber, weshalb mittlerweile weltweit vor dieser »religiösen« Praxis gewarnt wird. Aber Donald Trump hat es ja wahrscheinlich nur gut gemeint.

Sie verstehen jetzt sicher, dass ich nicht in solche intellektuellen und ideologischen Fußstapfen treten möchte, sie sind mir einfach zu klein und zu gefährlich.

Das enttarnte Geheimnis von Michael Winter

Also suchte ich als kundiger Unkundiger in meinen Gesprächen mit allen wirklich Kundigen, mit denen ich zu diesem Thema Kontakt hatte, nach einem Ausweg, der mich von dieser Entscheidung entbinden würde – zum Beispiel durch einen Hinweis, dass das gefährlich werden könnte, was ich da in Erwägung zog. Mir wäre tatsächlich lieber gewesen, wenn mir die Veröffentlichung von medizinischen Autoritäten quasi untersagt worden wäre, weil die Methode von Michael Winter höchst dubios und potenziell tödlich eingeschätzt worden wäre. Dann wäre ich aus dem Schneider gewesen und Sie hätten die folgenden Zeilen nie gelesen.

Neben den Experimenten von Markus Nagl, der mit einer sehr ähnlichen Substanz wie Michael Winter arbeitet, war es dann ein

Bertold Renner ist Experte für klinische Forschung an Arzneimitteln und sitzt als Pharmazeut in der Ethikkommission.

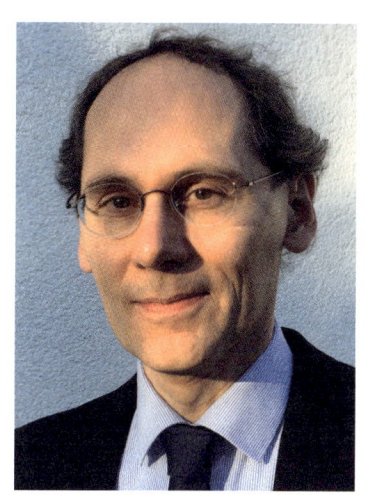

Telefonat mit einem ganz besonders exzellenten deutschen Wissenschaftler, das mich überzeugte, Methode und Mittel zu enttarnen.

Professor Bertold Renner ist Pharmakologe an der Technischen Universität Dresden und dazu Spezialist für präklinische und frühe klinische pharmakologische Forschung, also Experte für die Erprobung von Arzneimitteln in einer sehr frühen Phase. Mit dieser Expertise sitzt er auch in der Ethikkommission, die an der Universität Erlangen-Nürnberg unter anderem über Medikamentenstudien entscheidet. Außerdem kennt er das Konzept und die Methode von Michael Winter sehr gut und war zum Zeitpunkt unseres Telefonats gerade dabei, an der Planung einer großen Studie über jene für Sie, geneigte Leserin, immer noch mysteriöse Substanz mitzuwirken. Also bat ich den höchst kompetenten und ethisch betrauten Experten ganz offen um seine Einschätzung, ob ich mit einer vollständigen Enthüllung der Winter'schen Vorgangsweise moralische oder journalistische Schuld auf mich laden würde. Da ich in diesem Gespräch in weiten Teilen seine Absolution erhalten habe, werde ich an dieser Stelle das Geheimnis lüften – nicht ohne Sie abermals zu bitten, dieses Buch bis ganz zum Schluss zu verschlingen, diesmal aus Sicherheitsgründen.

Die Flüssigkeit, die Michael Winter im Grunde verwendet, nennt sich Hypochlorige Säure, kurz HOCl, also eine Substanz aus Wasserstoff, Sauerstoff und Chlor. Chlor? Trump? Injektionen? Kaiser Karl von Österreich? Giftgas? Chlor wirft zweifellos eine Menge Fragen auf, dabei ist dieses Element mit der Ordnungszahl 17 im Periodensystem in Form von Salz, also NaCl oder Natriumchlorid, auf der Erde in ungeheurem Ausmaß verbreitet. Man denke nur daran, dass der von uns geschundene Planet zu knapp zwei Dritteln von Salzwasserozeanen bedeckt ist. Da kommt schon was zusammen an Chlor oder Chlorid. Wenn Sie, geneigter Leser, Ihr Frühstücksei salzen, um nur ein Beispiel von unzähligen zu nennen, dann nehmen Sie in der Folge Chlor zu sich. Und das ist gut so, denn NaCl ist essenziell für den menschlichen Körper, solange man nicht zu viel davon aufnimmt. Einige wichtige Chlorprodukte produziert der Körper auch selbst, man denke vor allem an die Magensäure (HCl). Gut also, dass Sie Ihr Frühstücksei gesalzen haben, denn das war der Ausgangsstoff für diesen Teil Ihrer Verdauung. Salz wird auch als Heilmittel eingesetzt, etwa für Solebäder oder zum Gurgeln, Chlorid wird im Lebensmittelbereich als Gewürz und zur Haltbarmachung verwendet. Sogar unser wichtigstes Lebensmittel, nämlich Wasser, wird gelegentlich mit Chlor haltbar und keimfrei gemacht. Da handelt es sich allerdings nicht um Chlor als Chlorid, sondern um aktives, positiv geladenes Chlor.

Am Anfang dieser Geschichte steht der deutsche Nobelpreisträger Fritz Haber, Berater der Deutschen Heere im Ersten Weltkrieg, und in der Folge dann ein seliger österreichischer Kaiser, Saddam Hussein und alle anderen, die Chlorgas als Waffe verwenden, denn das geht nämlich auch. Fritz Haber ist es gelungen, aus Wasser und Salz durch Zufuhr von elektrischer Energie im Prozess der Elektrolyse elementares Chlor (Cl_2) in industriellem Maßstab herzustellen. Und das ist gasförmig, also ein potenzielles Giftgas. Damit war zugleich die Chlorchemie begründet. Es kommt bei Chlor eben darauf an, was man daraus macht, und die Produktionsprozesse für die unzähligen Produkte mit Chloranteil (PVC etwa kennen Sie sicher) sind vielfältig. Die Desinfektion von Händen oder Oberflächen, die mit Chlorverbindungen auch höchst effizient möglich ist, liegt irgendwo zwischen Kampfgas und Frühstücksei.

Aber Michael Winter hat nicht einfach Salz verwendet, auch nicht Salzsäure natürlich, schon gar kein Kampfgas und nicht einmal ein simples Desinfektionsmittel auf Chlorbasis, sondern einen anderen Stoff, nämlich HOCl. Das ist die schon erwähnte Hypochlorige Säure, die der Körper übrigens auch selbst produziert. Wenn Sie, geneigte Leserin, den Text dieses Buchs aufmerksam verfolgt haben (wovon ich voll Hybris überzeugt bin), dann haben Sie auch schon eine Ahnung, wo der Körper das tut: richtig, in den weißen Blutkörperchen. Das ist übrigens bei sämtlichen Säugetieren der Fall und dürfte ein sehr alter Abwehrmechanismus gegen Krankheitserreger sein. In den weißen Blutkörperchen wird aber doch N-Chlortaurin produziert, an dem Markus Nagl in Innsbruck forscht, oder? Genauso ist es. HOCl ist ein ebenfalls in den weißen Blutkörperchen vorhandenes Vorläuferprodukt von N-Chlortaurin, das sich mit dem in diesen Zellen reichlich vorhandenen Taurin verbindet und dadurch zu N-Chlortaurin wird. Dieser Vorgang erfolgt wahrscheinlich sogar dann, wenn HOCl von außen in den Organismus eingebracht wird. Bei einer Inhalation mit HOCl könnte deshalb auch N-Chlortaurin freigesetzt werden, was die Wirkung möglicherweise noch verstärken würde. In einer von Schweizer Forschern durchgeführten präklinischen Laborstudie[31] wirkte HOCl jedenfalls so stark viruzid, dass nach 1 Minute Einwirkdauer kein SARS-CoV-2 mehr nachweisbar war.

Professor Nagl und Laie Winter haben also mit verwandten Substanzen aus dem gleichen Mechanismus des menschlichen Abwehrsystems experimentiert, die sich nur in ein paar, allerdings durchaus wesentlichen Punkten unterscheiden. Ich gehe hier nicht ins chemische Detail, keine Sorge, sondern bleibe bei dem, was ich chemisch gerade noch begreifen kann, und das ist nicht besonders kompliziert. Bei der Verbindung von HOCl mit Taurin in der Zelle kommt es zu einer Reaktion, bei der das reaktive Potenzial des Cl+ in HOCl deutlich abgeschwächt ist, weshalb N-Chlortaurin nicht mehr so aggressiv gegen Krankheitserreger (also wohl auch gegen SARS-CoV-2) vorgeht und deutlich länger braucht, um sie zu vernichten. Dafür ruft es aber möglicherweise eine besonders günstige Modulation des Immunsystems hervor, das durch N-Chlortaurin je nach Phase des Entzündungsprozesses angeregt oder gebremst wird, so die Erkenntnisse von Markus Nagl. Die Vernichtung der Angreifer dauert etwa zwischen 10 und 20 Minuten, wenn man N-Chlortaurin einsetzt. HOCl ist da viel weniger zimperlich, deshalb reicht nach Meinung sowohl von Nagl als auch von Winter eine Konzentration, die bei Größenordnungen unter jener von N-Chlortaurin liegt und wesentlich rascher wirkt. Benötigt man eine stärkere Wirkung, kann man die Konzentration einfach erhöhen. Wir reden hier bei HOCl von sehr geringen Konzentrationen im Bereich zwischen 10 und 200 ppm. Das bedeutet, dass eine Behandlungsflüssigkeit maximal zwei Hundertstel Prozent HOCl oder 0,02 Prozent enthält, während Professor Nagl mit dem N-Chlortaurin in einer Konzentration von 1 Prozent, also dem 50-Fachen, gearbeitet hat, als er selbst inhalierte und die Patienten beim Heilversuch inhalieren ließ. Michael Winter verwendete gegen die Grippe HOCl in einer Konzentration von knapp 20 ppm, also 0,002 Prozent. Einfach gesagt: N-Chlortaurin funktioniert konzentrierter, aber langsamer und weniger aggressiv. HOCl hingegen arbeitet schwach konzentriert, aber trotzdem schneller und aggressiver gegen Viren und Bakterien.

Als vorübergehende Nebenwirkung wird deshalb auch die Besiedelung der Schleimhaut mit physiologischen Mikroorganismen – solchen, die nicht krank machen, sondern die Abwehrfunktion der Schleimhaut unterstützen – extrem reduziert. Bei Dauergebrauch, etwa zur Infektionsvorbeugung, könnte das nach Ansicht einiger Experten zum Problem werden, vermutlich aber nicht bei kurzzeitigem Einsatz, weil die physiologischen Mikroorganismen von angrenzenden Arealen rasch wieder in die betroffene Region einwanderten. Die Zellen des menschlichen Körpers hingegen würden beide Methoden übrigens aller Voraussicht nach kaum schädigen, wenn die geringen Dosierungen und Konzentrationen eingehalten werden. Menschliche Zellen können nämlich mit beiden Substanzen im Prinzip gut umgehen, weil sie ja im Körper das ganze Leben lang selbst produziert werden. Markus Nagl und Michael Winter erhöhten mit ihren Heilversuchen lediglich vorübergehend die lokale Anwesenheit des Stoffes deutlich. Beide Substanzen werden auf der Schleimhaut innerhalb von Minuten zu Wasser, Taurin und Salz abgebaut und damit am Ende harmlos wie ein ruhiger Ozean, sofern man sich an dessen Oberfläche befindet. Weil sich die Stoffe deshalb auch nicht im Körper anreichern und Chlor keine bestimmte Zellfunktionen, etwa jene von Bakterien, angreift, ist weder mit systemischen Nebenwirkungen noch mit Resistenzen zu rechnen. Man kann also aller verfügbaren

Information nach in der verwendeten Konzentration nicht nur beide Substanzen gefahrlos inhalieren, sondern geringe Mengen mit dem Speichel sogar schlucken.

Deshalb konnte die kleine Tiroler Firma Ökopur auch bereits vor einigen Jahren eine Mundspüllösung mit viel Eukalyptus und etwas HOCl in Form eines Sprays auf den Markt bringen. Diese benötigte lediglich eine Zulassung als Kosmetikum, weil HOCl in diesem Bereich trotz einer vergleichsweise hohen Konzentration von 180 ppm nur als unbedenklicher Zusatzstoff bewertet wird. HOCl ist in diesen Dimensionen eben eine harmlose Lösung für die Körperzellen, während Bakterien und Viren gekillt werden. Die Tatsache, dass HOCl wie auch N-Chlortaurin Substanzen sind, die im menschlichen Körper auch von Natur aus bei der Abwehr von Krankheitserregern zum Einsatz kommen, macht dieses »Desinfektionsmittel« besonders gut verträglich; verträglicher jedenfalls als andere Substanzen, die ebenfalls in der Lage sind, Krankheitserreger zu killen, aber darüber hinaus das menschliche Gewebe schädigen.

An dieser Stelle ist ein kleiner historischer Exkurs angezeigt, der beweist, dass die Idee von Michael Winter von Beginn an weder ganz neu noch abwegig war.

Paris, London, Leeds, Heidelberg, New York und Dakin's Solution

Die Anfänge von Michael Winters Wunderstoff liegen im Paris der 1820er-Jahre. Der Apotheker Antoine Germain Labarraque verkaufte dort Natrium- und Calcium-hypochloritlösungen, also Salze von HOCl, als Desinfektionsmittel. Der klingende Name des Natriumhypochlorits damals lautete: Eau de Labarraque.

Das Mittel wurde einige Jahre lang begeistert und breit gestreut zur Desinfektion in der medizinischen Praxis im Rahmen der Seuchenbekämpfung oder in Krankenhäusern eingesetzt und verbesserte zudem die hygienischen Bedingungen in Schlachthöfen. Der Stoff hatte aber den Nachteil, dass er das menschliche Gewebe, vor allem Haut und Schleimhäute, zu sehr in Mitleidenschaft zog, geriet deshalb rasch wieder aus der Mode und schließlich für viele Jahrzehnte in Vergessenheit. Erst viel später, während des Ersten Weltkriegs, wurde Natriumhypochlorit oder Na-OCl von Henry Drysdale Dakin wiederentdeckt und fortan unter dem Namen Dakin's Solution als Desinfektionsmittel vermarktet. Dank veränderter Produktionsmethoden war das Mittel für menschliches Gewebe besser verträglich als das Eau de Labarraque aus dem Paris des Jahrhunderts davor.

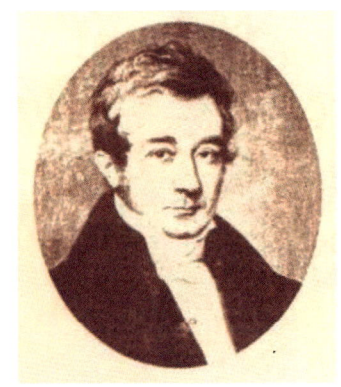

Antoine Germain Labarraque war Apotheker im Paris des 19. Jahrhunderts und Pionier der Desinfektionsmittelherstellung.

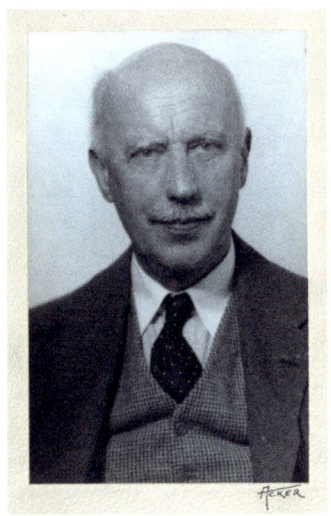

Henry Drysdale Dakin war Chemiker und wurde mit Dakin's Solution zum Retter verwundeter Soldaten.

Der gebürtige Londoner Dakin forschte schon seit 1901 in Leeds, Heidelberg und schließlich in New York an antiseptischen Mitteln für die Medizin. Aus mehr als 200 Substanzen, mit denen er arbeitete, stellte sich NaOCl als wirkungsvollste, stabilste und zugleich am besten verträgliche Lösung heraus. Wir befinden uns in der Zeit vor Antibiotika, weshalb Wundbrand oder Bakterieninfektionen von Verletzungen mit oft tödlichem Ausgang oder der Notwendigkeit einer Amputation gerade im Krieg ein extrem großes Problem darstellten. Trotz des Widerstands vieler Chirurgen, denen ein Desinfektionsmittel, das ein Chemiker erforscht hatte, einfach nicht medizinisch genug erschien, gelang es mit Dakin's Solution, die Verluste der Alliierten in den Lazaretten entscheidend zu verringern. Dann endete zuerst einmal der Krieg, danach kam der Siegeszug der Antibiotika und die Antiseptik verlor für längere Zeit an Bedeutung (Seite 139). In den 1970er-Jahren wurde dann das elektrolytische Verfahren perfektioniert, mit dem es später möglich wurde, neben NaOCl in einem Arbeitsgang auch noch HOCl, das bis dahin ein schnell zerfallendes Nebenprodukt gewesen war, in stabilerer Form zu produzieren. Penible Chemiker werden mich jetzt je nach Temperament wegen dieser Vereinfachungen auslachen oder gedanklich verprügeln. Aber im Wesentlichen und in sehr groben Zügen gibt das die Entwicklung wieder, wie mir Gnädige und Wohlgesonnene der Chemikerzunft bestätigt haben, und ich will hier ja ohnehin keinen Chemiekurs ins Leben rufen.

Die Produktionsverfahren wurden immer weiter verfeinert und verbessert, und HOCl, also hypochlorige Säure, wurde bald zum wesentlich interessanteren Stoff, weil seine antiseptische Wirkung etwa zehnmal stärker ist als jene von NaOCl – die weißen Blutkörperchen wissen schon, was sie machen. Trotzdem wird NaOCl in sehr hohen Konzentrationen auch heute immer noch eingesetzt, etwa zur Desinfektion von Schwimmbädern und auch zur Entfernung von Schimmel. NaOCl ist aus der Medizin weitgehend verschwunden, obwohl jeder von ihnen, der schon einmal eine Wurzelbehandlung durchgemacht hat, wahrscheinlich intimen Kontakt mit der Substanz hatte. Natriumhypochlorit wird zur Reinigung der Wurzelkanäle angewandt. Dort hat es seine medizinische Nische gefunden, genauso wie eine andere Chlorverbindung, nämlich Chlorhexidin (CHX), das bei Zahnärzten als Desinfektionsspülung vor Eingriffen im Mund-Rachen-Raum eingesetzt wird – übrigens vermehrt seit Ausbruch der Coronapandemie.

HOCl aber fand seinen Weg langsam von der Oberflächendesinfektion, wo es in Konzentrationen ab 200 ppm oder 0,02 Prozent verwendet wird, in die Medizin und letzten Endes über eine Kuchenspritze in die Nasennebenhöhlen von Michael Winter. NaOCl ist bei der Produktion von HOCl ein unvermeidliches Nebenprodukt, aber gute Wundspüllösungen enthalten – vereinfacht gesagt – viel HOCl und wenig NaOCl. Das macht die Mittel wirksamer gegen Mikroorganismen und schonender für das Körpergewebe. Angesichts der Tatsache, dass es in den weißen Blutkörperchen ja ebenfalls produziert wird, ist das nicht besonders überraschend. HOCl ist immer noch in hoher Konzentration als »normales« Desinfektionsmittel im Einsatz, in geringerer Konzentration hat es bei verschiedenen Herstellern sogar Zulassungen als Medizinprodukt, etwa als Wundspüllösung (bis zu 100 ppm) oder als Mundspüllösung (110 ppm).

Eine schmale medizinische Nische bis jetzt, aber fast exakt 200 Jahre nach dem Eau de Labarraque könnte HOCl die Geschichte dieser Pandemie verändern und vielleicht den Umgang mit respiratorischen Infektionskrankheiten überhaupt revolutionieren, meint nicht nur Michael Winter. HOCl und auch N-Chlortaurin wirken nämlich auf eine für den Körper besonders effiziente Art gegen Krankheitserreger. Am Beginn werden Oberflächenmoleküle der Hülle von Erregern und natürlich auch einige Körperzellen oxidiert und damit verändert. Das zerstört ihre Hülle und macht sie durchlässig. Später kommt es zudem zu osmotischen Veränderungen, die die Erreger zusätzlich schädigen. Sehr vereinfacht gesagt entsteht durch den Druckunterschied zwischen der Substanz und der mit Keimen belasteten Oberfläche ein vermehrter Wasserzufluss in die Zellen von Viren und Bakterien. Deren Innendruck steigt an, bis sie schließlich zerplatzen. Für die wesentlich größeren, komplexeren und anders strukturierten Zellen des menschlichen Körpers geht davon keine wirkliche Gefahr aus, deshalb könnten die Nebenwirkungen einer solchen Behandlung sehr gering bleiben. Lebende Zellverbände im menschlichen Gewebe vertragen nämlich im Vergleich zu Krankheitserregern viel höhere Chlorkonzentrationen problemlos.

Viren killen in der künstlichen Lunge

Dass das gerade beschriebene physikalische Prinzip beim Einsatz von HOCl stark viruzid, also virenvernichtend, wirkt, hat der Innsbrucker Forscher Wilfried Posch von der Medizinischen Universität Innsbruck in seinem Labor bereits nachweisen können, und das nicht nur in den üblichen Zellkulturen. In der Laborarbeit hat man ja oft genug die Situation, dass eine Substanz in vitro – also in der Zellkulturplatte mit Nährmedium, in der die Zellen kulti-

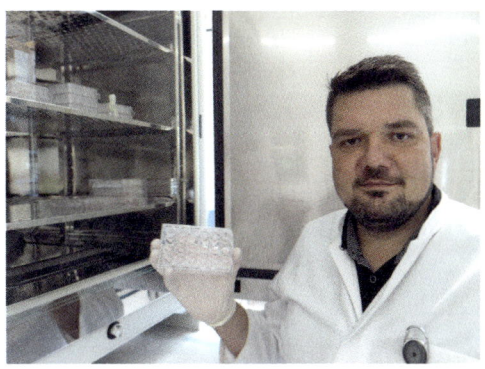

Wilfried Posch forscht in Innsbruck an Organoiden der Lunge und testet dabei auch Substanzen, die Viren killen.

viert und mit Virus infiziert werden – großartig funktioniert, die Wirkung sich im Körper von lebenden Menschen oder Versuchstieren jedoch völlig verflüchtigt. Und weil Versuchstiere als wissenschaftliche Zwischenstation bei der Erforschung etwa von neuen Arzneien im Detail eine ganz andere Physiologie haben als der Mensch, bleibt nicht selten eine Substanz im Tier wirkungslos und folglich unerforscht, die aber vielleicht beim Menschen großartig funktioniert hätte. Deshalb sind Tierversuche nicht nur ein Horror für Tierschützer, sondern auch bei vielen Wissenschaftlern nicht wirklich beliebt.

In den letzten Jahren ist es aber hier zu einer Entwicklung gekommen, die einen völligen Paradigmenwechsel in der Forschung einleiten könnte: Statt Tieren werden in Versuchen sogenannte 3-D-Zellkulturen oder Organoide eingesetzt. Vereinfacht gesagt handelt es sich um mehrschichtige In-vitro-Modelle, die aus menschlichen Zellen hergestellt werden und durch ihren im Vergleich zu einer flachen Petrischale sehr komplexen Aufbau sogar gewisse Funktionen haben, wie sie auch im lebenden Menschen vorkommen. Genau damit forscht auch Wilfried Posch in Innsbruck, etwa mit 3-D-Zellkulturmodellen und Organoiden der menschlichen Lunge. Die Zellen können bei speziellen Instituten gekauft werden und stammen von gesunden Menschen oder Pa-

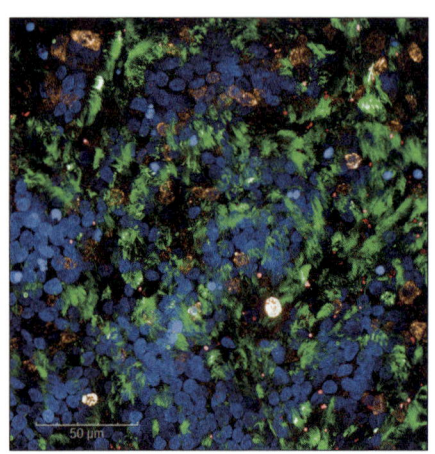

Dieses dreidimensionale Lungengewebe wurde aus menschlichen Zellen hergestellt und verbessert die Forschung entscheidend.

tienten mit unterschiedlichen Grunderkrankungen. Es handelt sich also nicht um zelluläre menschliche Überbleibsel aus der Pathologie, sondern um Proben von lebenden Menschen mit funktionierenden, wenn auch oft erkrankten Lungen.

In einer Studie, die im Spätsommer 2021 veröffentlicht wurde, konnte Wilfried Posch Hinweise darauf finden, dass die Schwere eines Covid-19-Krankheitsverlaufs ganz entscheidend von den immunologischen Vorgängen abhängt. Verläuft die Erkrankung mild oder moderat, dann wurden in den Patienten viele T-Zellen nachgewiesen, die in der Lage sind, virusinfizierte Körperzellen abzutöten. Dadurch wird die Virusproduktion sehr stark eingeschränkt und eine überschießende Immunantwort verhindert. Zusätzlich konnte Wilfried Posch mit seinem Team zeigen, dass bei Covid-19-Patienten mit schwerem oder kritischem Verlauf besonders viele Antikörper gebildet wurden, darunter allerdings auch jene, die das Virus nicht neutralisieren, sondern zur Entzündungsreaktion beitragen. Die Beobachtungen wurden an ungeimpften Covid-19-Patienten gemacht und haben daher nichts mit der durch Impfung induzierten Antikörperantwort zu tun. Bei einer Covid-19-Erkrankung werden gegen viele virale Bestandteile Antikörper gebildet, während bei der Impfung nur gegen das Spike-Protein des Virus ein Schutz

entsteht. Trotzdem geistert seit Beginn der Arbeit an den Impfstoffen das Gerücht einer angeblichen Nebenwirkung durch die
Szene der Impfskeptiker: das Phänomen des ADE (*antibody-de-
pendant enhancement*, also infektionsverstärkende Antikörper).
Diese vermeintliche Nebenwirkung ist unbelegt und höchst unwahrscheinlich. Aber ein echter Impfgegner lässt sich wohl auch
durch die Arbeiten der Forschungsgruppe um Wilfried Posch
nicht beeindrucken.

Aber zurück zu den Organoiden: An zellulären 3-D-Modellen testet Wilfried Posch derzeit auch die Wirksamkeit verschiedener
Substanzen gegen SARS-CoV-2 und andere Viren. Das simple
Mundspray der Firma Ökopur hat dabei ausgezeichnete Resultate
erzielt. Das HOCl in diesem Spray wird übrigens in einem umge-
bauten Transporter mit einer Gerätschaft hergestellt, die als Be-
triebsgeheimnis gilt, damit die Konkurrenz keine Details erfährt.
Michael Winter wundert das nicht, denn seit er 2013 seine Sinusitis
mit HOCl und einer gebogenen Kuchenspritze blitzartig besiegen
konnte und später auch noch die Grippe per Inhalation mit der
gleichen Substanz, beschäftigt er sich mit Hypochloriger Säure
ungefähr genauso begeistert und intensiv wie Markus Nagl mit
N-Chlortaurin. Winter kennt sehr viele Produzenten auch durch
persönlichen Kontakt, er weiß, wie man HOCl produziert, und
kennt die Qualitätsunterschiede, die durchaus einen Unterschied
in der Wirksamkeit ausmachen, ganz genau. Mittlerweile kann er
stundenlang Details aus diesem Bereich wiedergeben. Man könnte fast meinen, Michael Winter sei verliebt in diesen Stoff. Aber
das ist nicht der Grund, warum er HOCl für seine Anwendungen
bevorzugt, nicht N-Chlortaurin wie Markus Nagl.

Jetzt folgt gleich ein kleiner Hauch von Verschwörungstheorie, aber ausnahmsweise von einer, die nicht völlig von der Hand zu weisen ist. Abgesehen davon, dass HOCl aller Wahrscheinlichkeit nach aufgrund seiner höheren Reaktivität schneller wirkt als N-Chlortaurin, wenn man es mit Schleimhäuten in Kontakt bringt, die mit Viren belastet sind, gibt es zahlreiche Hersteller und Produkte am Markt. HOCl ist billig, lässt sich nicht patentieren, weil altbekannt, und ist für die allermeisten Menschen auf der Welt damit erschwinglich und verfügbar. N-Chlortaurin ist wesentlich schwieriger zu bekommen und könnte deshalb – so die Befürchtung von Michael Winter – auch rasch von einem Unternehmen vereinnahmt werden, das andere Pläne hat, als die ganze Welt damit vor SARS-CoV-2 und anderen Viren zu retten. Ich persönlich teile diese Angst nicht, denn die Innsbrucker Forscher, die ich im Zuge der Recherche näher kennengelernt habe, würden das nicht zulassen. Andererseits verstehe ich Michael Winters Sorge auch ein wenig, weil ich weiß, dass er tatsächlich einfach hofft, mit dem, was er ganz zufällig herausgefunden hat, vielen Menschen Gutes tun zu können. HOCl und N-Chlortaurin sind übrigens keine wirklichen medizinischen Konkurrenten, sondern könnten sich sogar sehr gut ergänzen. Markus Nagl, der zu diesem Thema noch mehr weiß als Michael Winter, hält es für sehr wahrscheinlich, dass je nach Infektions- beziehungsweise Krankheitsstadium eher die eine oder die andere Substanz besonders effektiv angewendet werden könnte, eventuell sogar beide gemeinsam. Michael Winter und Markus Nagl sind davon überzeugt, dass die beiden Substanzen das Potenzial zum Gamechanger in dieser Pandemie haben und die Behandlung von respiratorischen Infektionskrankheiten wie etwa der Influenza generell dauerhaft verändern könnten – und das, obwohl beide ausdrücklich allen

Menschen zur Impfung gegen SARS-CoV-2 oder auch Influenza raten, wie übrigens sämtliche Protagonisten dieses Buchs und der Autor selbst. Es geht nicht darum, eine Alternative zur Impfung zu finden. Den Menschen soll vielmehr noch eine zusätzliche Präventions- beziehungsweise Behandlungsmöglichkeit an die Hand gegeben werden, um einen schweren Verlauf zu verhindern – Ungeimpften genauso wie Geimpften, die trotzdem erkranken.

HOCl im Visier von Wissenschaft und Industrie

Wie realistisch die Möglichkeit der Infektionsbekämpfung im Nasen-Rachen-Raum durch HOCl auch schon in anderen Teilen der Welt gesehen wird, zeigt eine aktuelle Veröffentlichung[32] australischer Wissenschaftler unterschiedlicher Fachrichtungen, darunter Epidemiologen, Mikrobiologen und Immunologen. Sie empfehlen dringend die Erforschung von *Sanitising Chambers*, in denen HOCl vernebelt wird, um damit Covid-19 zu bekämpfen. Solche Desinfektionskammern sind riesenhafte Inhalatoren, in denen nicht nur der Nasen-Rachen-Raum, sondern auch der Rest des Körpers mit dem viruziden HOCl behandelt wird. Eine amerikanische Firma hat zudem bereits 2020 ein nicht näher spezifiziertes Patent auf eine Inhalationsanwendung mit HOCl angemeldet, die Bakterien und Viren reduzieren könnte. Ähnliche Patente existierten in Australien und den USA auch schon in der Vergangenheit, sie sind allerdings verfallen, schließlich gab es keine Pandemie, mit der man Geld verdienen konnte.

All diese vergangenen und aktuellen Entwicklungen zeigen, dass Michael Winter und wohl auch Markus Nagl tatsächlich auf einer ziemlich heißen Spur zu sein scheinen und ihre eigenen Atemwege mit gutem Grund als Versuchsobjekte benutzt haben.

Wenn schon Selbstversuch, dann übrigens gleich richtig: Um eventuelle Gefahren aufzudecken, hat Michael Winter 365 Tage lang täglich seinen Rachen und das Innere seiner Nase mit etlichen Sprühstößen HOCl besprüht und – abgesehen von einem gelegentlichen kurzen Brennen in der Nase – keinerlei negative Wirkungen erlebt. Etwa ein halbes Dutzend Menschen in seiner näheren Umgebung, die von seinen Versuchen wussten, haben im Zuge einer bereits symptomatischen und durch Tests bestätigten Covid-19-Erkrankung die Anwendungen von verdünntem HOCl an sich selbst erprobt. Alle wurden rasch wieder völlig gesund – genauso wie die Senioren beim Heilversuch von Markus Nagl in Osttirol. Einige waren sogar bereit, eidesstattliche Erklärungen dazu zu unterschreiben. Und auch einer der Gründer von Ökopur inhalierte seine Covid-19-Erkrankung nach eigenen Angaben mit seinem HOCl-haltigen Mittel rasch weg – genauso wie die Influenza einige Jahre davor.

Natürlich beweist all das im wissenschaftlichen Sinne noch gar nichts und ich war bei keinem einzigen Experiment dabei. Wenn Michael Winter, der Mann mit der Sprühflasche, und seine begeisterten und erstaunlich fundierten Schilderungen also alles gewesen wären, was ich zu Versuchen mit HOCl in Erfahrung hätte bringen können, dann gäbe es dieses Buch sicher nicht. Aber alle Fakten rundherum und nicht zuletzt die jahrzehntelangen Forschungen und Heilversuche in Innsbruck machen den

Ansatz derart plausibel, dass im Herbst 2021 von der Medizinischen Universität Wien aus eine große wissenschaftliche Studie auf Schiene gebracht wurde, nach strengen Kriterien und voraussichtlich mit Beteiligung anderer Universitäten und Forschungszentren; man nennt so etwas »multizentrisch«. Gemeinsam mit einer Placebo-Kontrolle (eine Gruppe kriegt wirklich eine Heilsubstanz, die andere nur ein Placebo), einer Doppelverblindung (niemand von Ärzten und Patienten weiß, wer was bekommt) und einer Randomisierung (zufällige Aufteilung der Versuchspersonen in die beiden Gruppen) ist das der Goldstandard der wissenschaftlichen Arbeit.

Die von Wien initiierte Studie wird mit HOCl durchgeführt, in Innsbruck ist gleichzeitig eine ähnliche mit N-Chlortaurin in Vorbereitung. Nach Abschluss dieser Arbeiten wird vielleicht bewiesen sein, dass Markus Nagl und Michael Winter mit ihren unterschiedlichen Zugängen und Leidenschaften neue Mittel gegen das Coronavirus entdecken konnten. Wo der Platz ihrer Produkte als Viruskiller sein wird, in welchen Phasen der Krankheit sie nützlich sein können und ob sie sich eventuell ergänzen, das werden wir hoffentlich bald erfahren. Am Nasen-Rachen-Raum wird die Wissenschaft ohnehin nicht mehr vorbeikommen, nicht nur deshalb, weil bereits inhalative Impfstoffe entwickelt werden, die unter anderem den Vorteil haben, dass sie eben nicht über den Umweg der Blutbahn das Immunsystem anregen, sondern direkt an der Eintrittspforte vieler Viren im Nasen-Rachen-Raum – dort, wo diese sich auch oft am stärksten vermehren. Das Konzept einer inhalativen Impfung wird vielleicht bei zukünftigen Coronavarianten, Influenzamutationen oder anderen viralen und bakteriellen Infekten des Respirationstrakts eine große Rolle spielen. Und wer Impfungen grundsätzlich nicht mag, der hat vielleicht bald die Möglichkeit, solche Erkrankungen mit Medikamenten zu behandeln, die genau in der Blackbox dieser Pandemie ansetzen.

Verschwörung, Profitgier oder Fehleinschätzung?

Christian Noe arbeitet in seiner Pension an der Entwicklung einer hochinteressanten Substanz, die auch über Inhalation angewandt wird, die aber einen anderen Ansatzpunkt hat als die »körpereigenen Desinfektionsmittel« HOCl und N-Chlortaurin. Auch diese Geschichte ist spannend genug, um hier kurz erzählt zu werden, noch dazu, da sie exemplarisch zeigt, wo die Probleme bei der Arzneimittelentwicklung liegen können. Schließlich hilft dies auch dabei zu erklären, wie der Nasen-Rachen-Raum überhaupt zur Blackbox werden konnte.

Christian Noe war aufgefallen, dass der Angriff des berühmt-berüchtigten Spike-Proteins von SARS-CoV-2 ausgerechnet an einem zentralen Regulator erfolgt, der an der Zelloberfläche sitzt und den Blutdruck und die Verteilung des Bluts im Körper regelt. Die wichtigsten Medikamente zur Blutdrucksenkung haben übrigens die gleiche Wirkung wie dieser Regulator. Symptome in der Endphase einer schweren Covid-19-Erkrankung, im Zuge des Zytokinsturms, sind vor allem auf die Entgleisung dieses Systems zurückzuführen. Als emeritierter Pharmazieprofessor kennt Noe selbstverständlich auch eine Substanz, die über mehr als 70 Jahre hinweg als Rheumamedikament erfolgreich eingesetzt wurde.

Der Gold enthaltende Arzneistoff war nicht leicht herzustellen und wurde daher in den 1990er-Jahren vom Produzenten vom Markt genommen. Andere Mittel waren entwickelt worden, die profitabler waren. Eine US-amerikanische Firma, die ähnliche Produkte herstellt, wollte Anfang der Nullerjahre das potente Mittel wieder auf den Markt bringen und beauftragte Christian Noe, ein geeignetes Verfahren für die Herstellung des Arzneistoffs auszuarbeiten, der dann in den USA zum Rheumamittel weiterverarbeitet werden sollte. Der Professor fand eine geeignete Produktionsstätte in Ungarn und arbeitete das benötigte Verfahren aus. Da ihm auffiel, dass der Stoff auch eine ausgezeichnete immunmodulatorische Wirkung hatte, wurde mit der Entwicklung eines Asthmamittels zur Inhalation begonnen, das dem üblicherweise verwendeten Cortison überlegen sein sollte. Unmittelbar nach Fertigstellung des Auftrags geriet jedoch der amerikanische Auftraggeber in Schwierigkeiten und ging schließlich pleite. Amerika eben, dort ist das ganz normal, und seit Donald Trump (der über die Jahre hinweg bereits weit mehr als zehn insolvente Unternehmen vorweisen kann) scheint das ja geradezu ein Erfolgsgeheimnis zu sein. Trotzdem wurde die ganze Sache eingestellt und Professor Noe war seither im Besitz des wertvollen Goldarzneistoffs in einem Umfang, aus dem man etwa 100 000 Einzeldosen des wieder aufgelegten Antirheumatikums hätte produzieren können. Als SARS-CoV-2 ausbrach, erinnerte sich der Pharmazeut und Chemiker an die exzellenten antientzündlichen Eigenschaften des Arzneistoffs und auch daran, dass mittlerweile Publikationen über dessen signifikante Wirkung gegen Bakterien und Biofilme sowie Viren erschienen waren. Gold ist nämlich nicht nur als Wertanlage geeignet, sondern hat auch medizinische Eigenschaften, die es nach der fundierten Meinung

von Professor Noe nicht zuletzt zu einem sehr vielversprechen-
den Kandidaten für die Bekämpfung einer fortgeschrittenen Co-
vid-19-Erkrankung machen würde.

Auf das von ihm entwickelte, dual wirkende Mittel mit dem Ar-
beitsnamen Aurovir wollen wir hier nicht näher eingehen. Wichtig
ist nur zu wissen, dass es ein hochpotenter Virenkiller sein könnte, meint Christian Noe. Einsetzbar wäre es in jener entscheidenden Phase des Krankheitsverlaufs, wenn die Infektion sich vom
Nasen-Rachen-Raum in die tiefen Areale der Lungen ausbreitet.
War es in der ursprünglichen Anwendung als Antirheumatikum
noch intramuskulär gespritzt worden, könnte es im Kampf gegen
Covid-19 den Erkrankten direkt am Infektionsort inhalativ in der
Lunge verabreicht werden. Das Rheumamedikament war über
Jahrzehnte in hoher Dosierung am Menschen im Einsatz gewesen, sogar bei Kindern. Daher hoffte Christian Noe, das Arzneimittel als viel niedriger dosiertes Mittel zur Inhalation neu aufle-
gen zu können und dafür ein gerade in Pandemiezeiten mögliches
beschleunigtes Zulassungsverfahren von der Europäischen Be-
hörde genehmigt zu bekommen, wie es etwa bei der Zulassung
von Remdesivir geschehen war. Damit hätte man in kurzer Zeit
mit größeren Mengen des Medikaments Covid-19-Patienten sowie den Medizinern bei ihrer Arbeit helfen und das Mittel direkt
in jener entscheidenden Phase des Krankheitsverlaufs anwenden
können, in der die Infektion sich vom Nasen-Rachen-Raum in die
tiefen Areale der Lunge ausbreitet. Aber der Ablauf seines An-
trags auf Zulassung soll zeigen, wie schwierig es in den ersten
beiden Pandemiejahren war, ein Medikament zur Behandlung
von Covid-19 auf den Markt zu bringen. Das Problem, vor dem
der Professor mit all seiner pharmazeutischen Expertise stand,

war erstaunlich und verblüffte ihn in der aktuellen Situation trotz jahrzehntelanger Erfahrung.

Es war geplant, zunächst die Inhalationstoxizität im Tierversuch zu überprüfen. Danach sollte sofort mit der klinischen Entwicklung begonnen werden. Im Gegensatz zu Remdesivir oder gar den Impfstoffen, auf die alle setzten, gab es allerdings für Aurovir keine Aussicht auf ein beschleunigtes Zulassungsverfahren. Vielmehr wurden umfangreiche Laboruntersuchungen für die antivirale Wirkung gegen SARS-CoV-2 eingefordert. Damit waren mit einem Schlag die Zeitplanung zur Realisierung des Projekts deutlich in die Länge gezogen und die Entwicklungskosten massiv erhöht. Dabei ist Covid-19 eben keine einfache Krankheit, für die es nur ein einziges Wundermittel gibt. Dies zeigt sich jetzt auch trotz des enormen Erfolgs der Impfungen in vielen Ländern. Beginnend bei Hygiene und Prävention über die Behandlung einfacher Verläufe mit antiviralen Medikamenten sowie die Bekämpfung lebensbedrohlicher Verläufe mittels Medikamenten, die das Herz-Kreislauf-Ssystem schützen und das Immunsystem stabilisieren, bis hin zu Medikamenten, welche gegen Long-/Post-Covid helfen, gibt es einen großen Bedarf an Medikamenten mit unterschiedlichsten Ansatzpunkten. Letztlich gibt es bisher auch generell kein einziges Medikament zur Behandlung luftgetragener viraler Infektionen. Das ist nicht nur angesichts der aktuellen Pandemie eine erstaunliche Lücke in der Behandlung von Infekten.

In den Krankenhäusern und Intensivstationen setzte man jedenfalls aufgrund der angespannten Situation lieber auf für andere Zwecke erprobte und bekannte Mittel wie Cortison, Remdesivir, Lopinavir und Ritonavir, Ribavirin, Chloroquin, Favipiravir und andere, die gegen Malaria, Grippe, Ebola oder Hepatitis entwickelt worden waren, oder auch auf das Wurmmittel Ivermectin und Medikamente gegen Asthma oder Depressionen. Bisher erfüllte keines der Mittel die teilweise sehr hoch gesteckten Erwartungen. Neue oder alternative Konzepte hingegen hatten es schwer, vor allem, wenn sie im Nasen-Rachen-Raum ansetzten, denn wenn die Menschen einmal im Krankenhaus lagen, dann war die Infektion ja ohnehin schon von dort oben nach unten in die Lunge, die Gefäße und viele anderen Organe gewandert. Wozu also noch gurgeln, sprühen oder inhalieren?

Einer der berühmtesten österreichischen Wissenschaftler, der Genetiker Josef Penninger, beklagt in einem Interview mit einer großen österreichischen Tageszeitung im Sommer 2021 ebenfalls die Tatsache, dass die Medikamentenentwicklung vonseiten der europäischen Regierungen wesentlich weniger intensiv gefördert wurde als die Forschung an den Impfstoffen. Und er betont im gleichen Interview, dass die möglichst frühe Gabe von geeigneten Mitteln gerade bei Covid-19 besonders wichtig wäre, und zwar inhalativ, was auch für die Substanzen gilt, an denen er gerade forscht. Der betreffende Artikel trägt sogar die Überschrift:

»Genetiker Josef Penninger: ›Medikamente früh einsetzen, damit sich das Virus nicht verbreitet.‹«[33]

Der Mann wird übrigens mit gutem Grund immer wieder als Kandidat für einen Nobelpreis gehandelt. Was den Nasen-Rachen-Raum und das Inhalieren angeht, hat er es jedoch genauso schwer, sich Gehör zu verschaffen, wie der pensionierte Professor mit seinem goldenen Ansatz. Die Hersteller von HOCl-haltigen Produkten wiederum haben auch deshalb wenig Motivation, in teure Forschung zu investieren, weil ihre Mittel als Medizin- oder Kosmetikprodukt zugelassen sind und der Weg zu einer Zulassung als Arzneimittel weit und teuer ist. Schon länger zugelassene Medizinprodukte wie etwa Spüllösungen mussten nämlich im Rahmen der ursprünglichen Zulassung gar nicht beweisen, dass sie die Viruslast oder Bakterienkonzentrationen aktiv verringern, ihre Wirkung ergibt sich quasi durch den Spülvorgang an sich. Ohne öffentliche Forschungsgelder geht hier deshalb nur wenig weiter.

Fazit ist also, dass alle Ansätze einer Behandlung im Nasen-Rachen-Raum in dieser Pandemie erstaunlich geringgeschätzt wurden und werden, obwohl SARS-CoV-2 sich hauptsächlich dort vermehrt und sich Krankheitsverlauf und Infektiosität genau dort entscheiden. Probanden hätte man sonder Zahl zur Verfügung gehabt, jeden Tag gab es Tausende Neuinfektionen, und es wäre wohl ein Leichtes gewesen, unter den SARS-CoV-2-Positiven Freiwillige für Tests mit den teilweise auch völlig unbedenklichen Mitteln zu rekrutieren. Für die Impfung brauchte und fand man ja auch Zigtausende Probanden, die sich zumindest gefühlt einem größeren Risiko aussetzten, weil sie in der Regel völlig gesund waren. Warum diese Schieflage in der Forschung?

Obwohl hier enorme Summen an Geld im Spiel waren, glaube ich persönlich nicht daran, dass die Gewinne aus Impfstoffen, Masken und Handdesinfektionsmitteln den Herstellern oder Produzenten zugeschanzt werden sollten. Ich denke, dass die erstaunliche Vernachlässigung des Nasen-Rachen-Raums eine Folge des aktuellen Zeitdrucks einerseits und einer nahen Impfhoffnung andererseits war. Man brauchte zunächst möglichst einfache, schnell umsetzbare und auch halbwegs gut zu überwachende Maßnahmen zur Abflachung der Kurve. Dabei setzte man auf Masken, Abstand, Handhygiene und, wenn es nicht mehr anders ging, auch auf radikale Kontaktreduzierung durch Lockdowns. Maßnahmen wie das Gurgeln, Mundspülungen, die Anwendung von Nasensprays oder gar Inhalatoren hätten gänzlich in der viel gepriesenen Eigenverantwortung der Menschen gelegen. Das lässt sich allerdings weder wirklich wirksam verordnen noch überwachen. Dass man auf diesem Gebiet aber so wenig bis gar nichts versucht hat, finde ich trotzdem unverständlich und es war vermutlich ein fataler Fehler.

Dazu kommt, dass im Laufe des ersten Pandemiejahrs relativ rasch sehr konkrete Hoffnungen auf bald verfügbare, gut wirksame Impfstoffe aufkamen, die sich ja auch erfüllen sollten. Dass die Impfstoffe aufgrund der mutierten Varianten und der Impfmüdigkeit der Bevölkerung vielleicht keine endgültige Lösung sein würden, konnte man im Jahr 2020 noch nicht sehen. Dann stahl auch noch das reduzierte Infektionsgeschehen im Sommer 2021 (Seite 80) zusätzlich ein gutes Stück Motivation, nach dem Motto »Es wird schon nicht so schlimm werden«. Die Entwicklung antiviraler Strategien für den Nasen-Rachen-Raum ging in dieser Mischung aus anfänglicher Zeitnot und Panik mit späterer Hoffnung einfach unter. Dies lässt sich schon daran erkennen, dass die Fachgesellschaften ihre Aussendungen bezüglich Gurgellösungen und Nasensprays erst rund um die Jahreswende 2020/2021 veröffentlichten, als die ersten Spritzen mit mRNA-Vakzinen schon aufgezogen wurden. Insgesamt ist die Impfstoffentwicklung ja auch tatsächlich ein großartiger Triumph für die Bekämpfung der Pandemie, wie man an jenen Ländern sieht, in denen wegen hoher Durchimpfung die Pandemie bereits für beendet erklärt werden kann, auch wenn die Krankheit selbst durch die Impfung nicht völlig verschwunden ist, was aber ja im Vorfeld gar nicht versprochen wurde.

Außerdem lagen halt Hygiene und Antiseptik in den letzten Jahrzehnten gar nicht im Trend oder waren aus der Mode gekommen, wie wir gesehen haben. Wohl auch deshalb sind die Hersteller der entsprechenden Mittel wie HOCl, N-Chlortaurin, Carragelose in der Regel kleine bis mittelständische Unternehmen und keine potenten Pharmariesen, die sich teure Studien leisten können und ein mindestens ebenso teures Marketing und Lobbying. Die großen Firmen können auch leichter Risiken eingehen, denn schließlich war längst nicht klar, welche Impfstoffe wirklich funktionieren würden. »Wo Tauben sind, fliegen Tauben zu«, sagt der Wiener und meint damit unter anderem, dass diejenigen, die über viel und noch dazu oft staatliches Geld verfügen, auch leichter etwas riskieren können, ohne ihre Existenz zu gefährden. Das ist keine globale Verschwörung, sondern schlicht die brutale Logik unseres Wirtschaftssystems.

Wer lauter schreit, wird mehr gehört

Nein, der Nasen-Rachen-Raum wurde kein Opfer dunkler Mächte, sondern schlicht jenes von mangelnder Finanzkraft, Moden, Nachlässigkeiten, Fehleinschätzungen und nicht zuletzt von Falschinformationen, die vor allem im Internet und über bestimmte TV-Stationen verbreitet wurden. Dort redete man Covid-19 meist derart klein, dass weder Impfungen noch Hygienemaßnahmen aller Art als notwendig betrachtet wurden. Gerade

in Österreich schlägt sich diese beharrliche und oft völlig fak-
tenferne Verharmlosung jetzt in einer geringen Impfbereitschaft
nieder. Aber wir Menschen sind halt teilweise irrationale Lebewesen mit einer riesigen Großhirnrinde, die ständig von Gefühlen bombardiert wird. Und wir neigen dazu, uns von Nebensächli-
chem ablenken zu lassen, aber auch von Meinungen, die laut und
entschlossen von scheinbaren Autoritäten vorgetragen werden,
anstatt auf jene zu hören, die vielleicht leiser sprechen, dafür
aber mit Substanz. Was ich hier leicht kryptisch zu beschreiben
versuche, trägt bunte Hemden, ist ein guter Freund von mir und
nebenbei bemerkt auch von Peter Tappler – so schließen sich
manchmal die Kreise.

Hans-Peter Hutter, der Mann mit den bunten Hemden, ist Umweltmediziner, und das kommt nicht von ungefähr. Er ist ein
höchst engagierter Forscher, dem die Gegenwart aller Menschen
auf diesem Planeten genauso wichtig ist wie die Zukunft des Planeten selbst. Deshalb führte er mit kleinen Budgets und teilweise
auf eigene Kosten Studien in Mittelamerika durch, die gezeigt haben, wie die Arbeitsbedingungen auf Bananen- oder Kaffeeplanta-

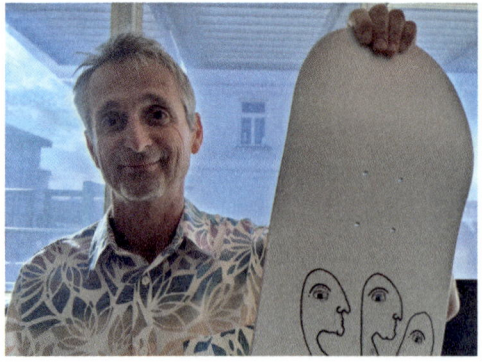

gen jene Menschen krank
machen, die dort großen
Mengen an Pestiziden
direkt ausgesetzt sind
und für unseren Espresso

*Hans-Peter Hutter ist seit vielen
Jahrzehnten Arzt, Forscher, Surfer
und Skateboarder und hat schon
sehr früh die Bedeutung von Mundhygiene gegen Covid-19 erkannt.*

oder Latte macchiato schuften. Die Studien zeigen auch, wie viel es ihnen gesundheitlich bringt, wenn die Plantagen auf Biobetrieb umgestellt werden. Er und sein Team haben zudem eine international beachtete große Studie in Wien durchgeführt, die zeigte, dass SUV-Fahrer an Kreuzungen öfter bei Gelb oder Rot fahren oder häufiger am Steuer mit dem Smartphone in der Hand telefonieren als Fahrer von kleineren Autos. Interessantes Nebenergebnis für Sie, geneigter Leser: Während Frauen in normalen Autos deutlich rücksichtsvoller unterwegs sind als Männer, gleicht sich ihr Verhalten an jenes der egoistischen Herren der Schöpfung an, wenn sie, die Frauen, in einem SUV am Steuer sitzen. Automobile Vermännlichung sozusagen, zum Glück ohne vermehrten Bartwuchs. Dicke Autos beeinflussen offenbar das Verhalten, so das Fazit der Studie.

Keine Sorge, wir kommen von den Klimakillern gleich zurück zu den Virenkillern. Ebenjener Hans-Peter Hutter hat als einer der ersten Mediziner bereits im Sommer 2020, lange vor der zweiten, dritten oder vierten Welle, in einem Interview darauf hingewiesen, dass Gurgeln und Nasenspülungen mit Salzwasser im Winterhalbjahr 2020/2021 die Viruslast nicht nur von SARS-CoV-2 erheblich verringern können. Da ich mit ihm befreundet bin, beobachte ich seine eloquenten Auftritte immer aufmerksam und wohlwollend. Die passieren übrigens meist in besagten bunten Hemden, solche, die man aus Hawaii kennt oder auch vom Skaterplatz. Hans-Peter Hutter ist nämlich nicht nur ein brillanter Wissenschaftler, sondern war von Jugend an auch Skateboarder der ersten Stunde in Österreich. Ich habe mit ihm vor etlichen Jahren einen Beitrag über die ältesten noch aktiven Protagonisten dieser jugendlichen Sportart gedreht, der Titel lautete »Senior on board«, und Hutter war damals knapp über 40 Jahre alt. Er ist als gesponserter Amateur gerollt und hat später sein eigenes Skateboardlabel gegründet, mit dessen Erträgen er junge Talente fördert und Bewegungsprojekte für Jugendliche unterstützt. Außerdem wirkt er leidenschaftlich an Bau und Planung von Skateparks mit und ist dabei auch international als Berater gefragt. Seiner Leidenschaft für instabile Untergründe blieb er bis heute treu und als begeisterter Wellenreiter trägt er immer noch jene bunten Hemden, die typisch sind für diese sympathische, bunte, unaggressive Jugendkultur, und zwar (fast) immer und überall, jedenfalls auch dann, wenn er vor der Kamera interviewt wird. Was also musste ich in den Leserkommentaren einiger Zeitungen finden nach einem TV-Interview, in dem er auf die Wichtigkeit der Hygiene im Nasen-Rachen-Raum hingewiesen hatte? Viel zu oft etwa das »Was für ein lächerliches Hemd, wie kann man jemanden ernst nehmen, der so angezogen ist, so sieht doch kein seriöser Fachmann aus« und Ähnliches. Ein kurzer Blick in seine Publikationsliste hätte genügt, um seinen wissenschaftlichen Hintergrund einschätzen zu können, aber die Menschen, die andere vor allem nach ihrem Outfit beurteilen, haben mit Publikationslisten oft nicht gar so viel am Hut. In Wahrheit ist er einer der kompetentesten Mediziner für öffentliche Gesundheit im weitesten Sinne. Da er außerdem klug ist und gut redet, absolvierte mein Freund im Laufe der Pandemie noch unzählige Auftritte in Funk und Fernsehen und gab viele Interviews für Zeitungen. Man kommt an einem so guten Mann einfach nicht vorbei.

Aber die Fragen waren da immer ganz andere. Es ging um die Einschätzung der epidemiologischen Lage und um verordnete Maßnahmen wie Masken, Händewaschen, Social Distancing,

Lockdowns, Impfungen und all die anderen zweifellos wichtigen Kernthemen der Pandemie. Nach Gurgeln wurde nicht gefragt. Weil Hans-Peter ein sehr rücksichtsvoller, höflicher Mensch ist, der auf das antwortet, wonach er gefragt wird, und nicht seine eigenen Botschaften mit verbaler Gewalt verbreitet, wie das etwa viele Politiker gern tun, gingen Gurgeln und Nasenspülungen auch in seinen Statements mit der Zeit einfach verloren. Diejenigen hingegen, die ohne Expertise, aber in voller Lautstärke davon sprachen, dass diese Pandemie in Wahrheit weniger gefährlich als eine Grippe sei und sämtliche Maßnahmen ohnehin unnötig, kontraproduktiv und nur die Vorstufe zu einer rätselhaften Art von Faschismus, dem sich Politiker aller Richtungen angeblich weltweit verschrieben hätten, diese schrillen Stimmen wurden wahrgenommen, vielleicht auch, weil sie die richtigen Hemden und Anzüge trugen.

Die Skaterhemden von Hans-Peter Hutter sind nicht sehr dick. Weil er auch im Winter jedes Wochenende mit Freunden seines Moves am Skaterplatz trainiert, fing er sich – so wie Michael Winter – eine hartnäckige Sinusitis ein, die allerdings irgendwann von selbst wieder abheilte. Um weiteren ähnlichen Erkrankungen vorzubeugen, spült und befeuchtet der Umweltmediziner seine Nase und die Nebenhöhlen regelmäßig mit einer Salzwasserlösung, schließlich weiß er ja, dass das durchaus lege artis ist, wie die Ärzte sagen.

Einige Wochen nach besagtem Interview und der prompt folgenden Kritik an den Hemden, nämlich zu Schulbeginn im Herbst 2020, schickte die Abteilung für Umwelthygiene und Umweltmedizin am Zentrum für Public Health der Medizinischen Universität

Wien, für die Hans-Peter Hutter arbeitet, ein Papier an Institutionen und Entscheidungsträger. Darin waren die aus Sicht der Experten für öffentliche Gesundheit notwendigen Maßnahmen im Bereich der Schulen aufgelistet. Darunter fanden sich Hinweise zum richtigen Lüften, zur Desinfektion von Händen, zur Verwendung des Mund-Nasen-Schutzes, aber auch eine sehr deutliche und in unserem Kontext höchst spannende Vorgehensweise im Falle einer im Unterricht auftretenden symptomatischen Infektion eines Schülers oder einer Schülerin:

»Weiters sollen alle Kinder, die mit diesem Kind Kontakt hatten, sofort ihre Hände desinfizieren und eine einfache Mundspülung (verdünntes Mund-Rachen-Desinfektionsmittel oder auch nur mit reichlich frischem Wasser) vornehmen.«[34]

Ob dieser Hinweis an die Schulen weitergegeben wurde, können wohl nur die dort tätigen Lehrer wissen. Fest steht, dass bei Hans-Peter Hutter und seinen Kollegen keinerlei Nachfragen zu dieser Aussendung eingingen. Sie scheint also entweder perfekt gewesen zu sein, sodass keine Fragen offenblieben. Oder, was wahrscheinlicher ist: Sie ist irgendwo in der Schulbürokratie auf Nimmerwiedersehen versandet.

Der Punkt aber ist: Für jene Menschen, die mit einem positiven Test oder als Kontaktpersonen in Quarantäne geschickt wurden, die mit Symptomen zu Hause blieben oder bei speziell eingerichteten Corona-Hotlines anriefen, gab es einen solchen offiziellen Hinweis von Behördenseite definitiv nicht. Und das waren mit Sicherheit x-mal mehr Personen als symptomatische Schüler, die ja nur relativ selten sind. Gurgeln und Spülen ergibt also garantiert

nicht nur für Schulpflichtige Sinn, aber die Blackbox der Pandemie, also die Geringschätzung des Nasen-Rachen-Raums, war offenbar ziemlich dicht.

Genug gesudert. So nennt es der Wiener, wenn man sich ausgiebig über Dinge beklagt, die man erstens nicht ändern kann und die
zweitens als vergossene Milch in der Vergangenheit liegen. Und
dass man hintennach immer gscheiter ist, haben wir ja schon zu
Beginn des Buchs besprochen.

Virenkiller im Mondfenster der Blackbox

Im beginnenden dritten Jahr der Pandemie wäre es an der Zeit,
das Augenmerk auf den Brutraum zu legen, in dem das Virus sich
versteckt und vermehrt, und zwar bereits in der Phase zwischen
Kontamination und schwerem Verlauf. Die Medizin sollte wirklich
beginnen, den Nasen-Rachen-Raum sowie Latenzzeit und Inkubationszeit in die Behandlung miteinzubeziehen, denn eine Mutation, die ohne diese Tage auskommt, ist bei Viren nicht zu befürchten. Daher ist diese Möglichkeit auch gegen aktuelle und noch
kommende Varianten des Coronavirus ein effektives Instrument.
Bei Delta etwa sind Latenzzeit und Inkubationszeit zwar ein wenig
kürzer als beim Wildtyp, dafür ist das mutierte Virus schon länger
vor den ersten Symptomen hochinfektiös für andere Menschen.
Damit wird das Mondfenster etwas kleiner und umso wichtiger.
Denn Mutationen am Spike-Protein oder wo auch immer sind völlig unerheblich, wenn man das Virus frühzeitig wegen zu hohen

Wasserdrucks zum Zerplatzen bringt oder das Spike-Protein durch Chlorierung mittels HOCl oder N-Chlortaurin zerstört.

Möglicherweise ist es die so heftig beklagte Impfmüdigkeit und der damit stärker werdende Infektionsdruck durch neue Varianten, die ein Umdenken in Richtung Prophylaxe und Behandlung des Nasen-Rachen-Raums im Frühstadium einer Erkrankung erzwingen werden. Dazu kommt, dass auch Geimpfte durchaus infektiös sein können, wenn auch ungleich seltener und schwächer als Ungeimpfte. Gleichzeitig werden die Maßnahmen zur Kontaktreduktion immer weniger eingehalten und schwerer durchsetzbar und die Testbereitschaft sinkt. Manche Experten sprechen deshalb schon von einer verdeckten Welle, die sich unbemerkt ausbreitet, und deren Folgen, etwa zukünftige Mutationen, nicht abschätzbar sind.

Aber das Mondfenster in der Blackbox der Pandemie, dem Nasen-Rachen-Raum, ist unabhängig von Impfstatus und Virusvariante immer noch weit offen. Für Professor Noe ist der Nasen-Rachen-Raum ja nicht nur der Ort, an dem das Virus sich vermehrt, sondern auch schlicht eine potenzielle Emissionsquelle, ganz wie die Schweineställe der Veterinärmedizinischen Universität in Wien. Wenn man verhindert, dass das Virus aus dem Nasen-Rachen-Raum austritt, dann braucht man auch nicht mehr so viel Aufwand betreiben, um zu verhindern, dass es andernorts als Immission wieder aufgenommen wird. Außerdem: Wie oft war in dieser Pandemie schon von Eigenverantwortung die Rede? Mit der Möglichkeit, die Viruslast zumindest teilweise wegzusprühen, wegzugurgeln, wegzuinhalieren, wäre man tatsächlich dort angelangt, wo die Menschen sich eigenverantwortlich und, ohne auf die Hilfe anderer angewiesen zu sein, selbst schützen und ihre Viruslast gegen null drücken können. Sich abends selbst zu behandeln, um sich von den tagsüber aufgenommenen Immissionen anderer zu befreien, ist doch kein großer Aufwand. Ganz nebenbei schützt man damit am nächsten Tag auch alle anderen vor den eigenen Emissionen. So schlägt man epidemiologisch zwei Fliegen mit einer Klappe.

Das Mondfenster nutzen

Wie entscheidend die rasche Senkung der Viruslast im Bereich des Nasen-Rachen-Raums gerade bei SARS-CoV-2 sein könnte, zeigt auch eine große Studie, die kurz vor Abgabe dieses Manuskripts in den USA veröffentlicht wurde. Die Forscher beschäftigen sich darin mit der Sterblichkeit, verursacht durch die Schädigung der Lunge. Bei anderen Viruspandemien bis zurück zur Spanischen Grippe 1918 wurde diese stark durch bakterielle Superinfektionen begünstigt, die sich auf die durch die Viren vorgeschädigten Atemwege gesetzt hatten. Anders bei Covid-19, hier war im Studienzeitraum in der überwiegenden Mehrzahl der Fälle eine Kombination von hoher Viruslast in der Lunge und geringer Antikörperproduktion die Ursache für tödliche Verläufe:

> *»Patienten, die an COVID-19 starben, hatten im Durchschnitt die zehnfache Virusmenge oder Viruslast in ihren unteren Atemwegen wie schwerkranke Patienten, die ihre Krankheit überlebten.«*[35]

Weil sich das Virus in den oberen kühleren Teilen des Atemtrakts viel besser vermehrt, ist die hohe Viruslast in der Lunge möglicherweise ein Resultat starker und ungebremster Virusreplikation

im Nasen-Rachen-Raum. Wer dazu noch ein schwaches Immunsystem hat, ist in besonderer Lebensgefahr. SARS-CoV-2 ist diesbezüglich im Prinzip alles andere als ein Einzelfall; auch bei der
Influenza finden sich ganz ähnliche Abläufe und die Schädigung
der Lunge ist auch hier der Grund für die meisten Todesfälle. Weil
die Phasen einer Infektionskrankheit im Bereich des Atemtrakts so
eng miteinander verwoben sind und die Bandbreite von keinerlei
Symptomen über gelegentliches Niesen oder leichtes Halskratzen
bis hin zum Kollaps der Lungenfunktion reicht, kann der Einsatz
von antiseptischen Maßnahmen nicht nur präventiv wirken, sondern hat auch sicher das Potenzial zu Entwicklungen, die letztend-
lich Arzneimittel hervorbringen werden.

Was Covid-19 angeht, ist jedenfalls eine möglichst frühe Senkung
der Viruslast mit den verfügbaren Substanzen und den richtigen
Methoden eine logische folgende Maßnahme der aktuellen Forschungsergebnisse, um schwere oder sogar tödliche Verläufe zu
verhindern. Diese Methoden reichen vom Gurgeln über Nasensprays oder Spülungen bis hin zur Inhalation. Gurgeln braucht man
nicht zu erklären, denke ich, und mehrere Sprühstöße in jedes Na-
senloch, so wie Michael Winter das ein ganzes Jahr lang im Selbstversuch ausprobiert hat, wird auch jeder schaffen, dem Nasenspülungen mit Salzwasser oder andere Substanzen zu umständlich sind.

Trotz ihrer dringend zu vermutenden Wirksamkeit auch bei fort-
geschrittener Erkrankung werde ich hier keine genaueren Details
über die beiden erwähnten Inhalationsmethoden verraten, weil
mir das als Nichtmediziner schlicht und einfach unverantwortlich
erscheint. Da die Methode in diesem Bereich einiges an Detail-
kenntnis und technische Anweisung braucht, um tatsächlich zu

wirken, rate ich nach Absprache mit Markus Nagl und vor allem Michael Winter ganz ausdrücklich niemandem, hier selbst herumzuexperimentieren! Die Chance, die Inhalation ohne genaue Anleitung richtig zu machen, ist sehr klein, und die ganze Prozedur bliebe dann nicht nur wirkungslos, sondern könnte bei groben Fehlern, etwa in der Dosierung, sogar unangenehm bis richtig gefährlich werden. Dazu kommt, dass keine der HOCl enthaltenden Wundspülungen in einer für die Inhalation passenden Konzentration produziert wird. In manchen Produkten ist etwa NaOCl in hoher Menge enthalten. Da die Rezepturen Firmengeheimnisse sind und bei Medizinprodukten auch nicht exakt ausgewiesen werden müssen, ist schon deshalb große Zurückhaltung geboten. Michael Winter hat schließlich jahrelang mit größter Vorsicht an seinem eigenen Nasen-Rachen-Raum herumexperimentiert, bevor er gegen eine Infektion inhalierte. Warten wir also besser, bis wir mehr über die ideale Inhalationsmethode wissen und diese, was zu hoffen ist, größere öffentliche und fachliche Aufmerksamkeit erhält. Die Pandemie wird vermutlich lange genug dafür dauern.

Aber ich lasse Sie jetzt sicher nicht angezuckert – so sagt man in Wien, wenn man jemanden sehr neugierig auf etwas gemacht hat –, aber gänzlich ohne Stoff zurück. Denn während die Inhalationsmethoden wohl trotz der sensationellen Erfolge in etlichen Einzelfällen noch eine wesentlich gründlichere Erforschung benötigen, bevor sie breit eingesetzt werden können, kann man Sprühstöße in Rachen oder Nase genauso guten Gewissens empfehlen wie das Gurgeln oder Nasenspülungen mit den meisten Substanzen. Michael Winter hat dazu ausschließlich zwei bestimmte, als Medizinprodukt zugelassene Mittel verwendet, und zwar jeweils eine niedrig konzentrierte Wundspüllösung mit hohem HOCl-Anteil. Da diese Substanz auf Schleimhäuten und sogar auf eiternden Wunden gründlich getestet und seit Jahren ohne Nebenwirkungen in Gebrauch ist, kann jeder, der so ein Mittel erwirbt, seinen Nasen-Rachen-Raum damit behandeln. Die von ihm verwendete Lösung ist, im Gegensatz zu vielen anderen Wundspüllösungen, sogar ausdrücklich für alle Körperhöhlen zugelassen, sodass einer Anwendung im gesamten Nasen-Rachen-Raum sowohl rechtlich als auch ethisch nichts im Weg steht – noch dazu, da Michael Winter mit einer in der EU zugelassenen und in Salzburg/Elixhausen produzierten Wundspüllösung sogar einen Langzeitversuch an den eigenen Schleimhäuten durchgeführt hat. Wer also in größeren Menschenansammlungen in geschlossenen Räumen unterwegs war, Kontakt mit Infizierten hatte, einen positiven Test oder leichte Symptome einer Virusinfektion des Nasen-Rachen-Raums hat, sei es nun Covid-19 oder nicht, der kann mit einer ganzen Reihe von Substanzen, aber eben auch mit einer Wundspüllösung, die HOCl enthält und für Körperhöhlen zugelassen ist, zumindest gurgeln oder ein Spray mit diesem Mittel für Nase und Rachen verwenden. Von vollständigen Nasenspülungen mit HOCl-Lösungen rät Michael Winter nach seinen Experimenten übrigens ausdrücklich ab, da dadurch die Riechschleimhaut vorübergehend in Mitleidenschaft gezogen werden könnte! Eine möglichst frühzeitige Behandlung ist insgesamt aber vor allem auch für Menschen relevant, die trotz Impfung erkranken und mithilfe von Virusreduktion im Nasen-Rachen-Raum den Krankheitsverlauf kurz und klein halten können, weil ihr Immunsystem zumindest einen gewissen Grundschutz beisteuert, auch wenn es die Infektion nicht verhindern konnte. All das kann man ruhigen Gewissens auch als Nichtmediziner sagen, ohne Schaden anzurichten. Donald Trump kann da wirklich was lernen, wenn er denn könnte.

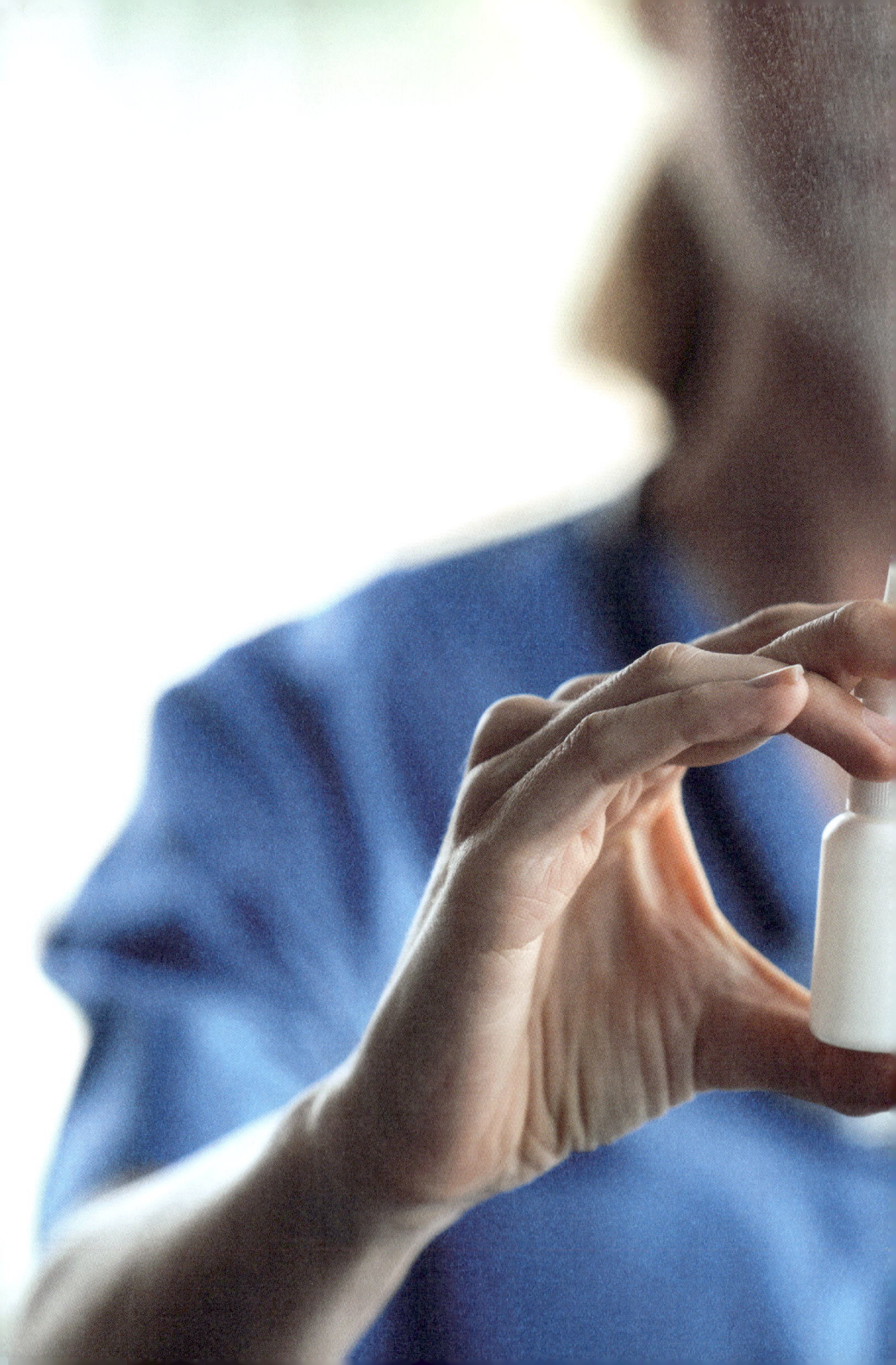

Kapitel 7

WARUM VIRENKILLER WIEDER IN MODE KOMMEN WERDEN

Der Blick in die Zukunft dieser und der nächsten Pandemie

Mehr als 100 Jahre lang hat die Menschheit bisher auf Impfungen und Antibiotika zur Abwehr von Krankheitserregern gesetzt und damit großartige Erfolge erzielt. Gerade in letzter Zeit jedoch müssen wir auch lernen, mit Rückschlägen zu leben. Egal, ob es mangelnder Impfwille oder höchst gefährliche Resistenzen sind: Die Konzepte, auf denen die moderne Medizin beruht, zeigen bedrohliche Lücken und brauchen dringend zumindest eine Ergänzung. Die in diesem Buch teilweise zum ersten Mal ausführlich beschriebenen Virenkillermittel und -methoden sind zum größten Teil Nachfahren einer Disziplin, nämlich der Antiseptik, die in den vergangenen 100 Jahren in der medizinischen Praxis weitgehend unterschätzt wurde. Damit wurden wohl nicht nur in dieser Pandemie Chancen nicht wahrgenommen und unnötiges Leid verursacht.

Wohin geht also die Reise? Nun, in dieser Pandemie ist der Weg schon halbwegs vorgezeichnet, zumindest in der westlichen Welt und den anderen entwickelten und halbwegs reichen Staaten. Ein Teil der Bevölkerung wird geimpft sein und noch auf Jahre hinaus immer wieder geimpft werden müssen. Ein anderer Teil wird SARS-CoV-2 auf die härtere Art kennenlernen, sich irgendwann damit infizieren und je nach Zufall, Schicksal, göttlichem Willen oder jenem des Immunsystems einen mehr oder minder schweren Verlauf erleben. Weil es aber nicht nur zu gefährlicheren Mutationen, sondern auch zu Reinfektionen von Genesenen und Impfdurchbrüchen bei Gepieksten kommen kann, wird Covid-19 auf Dauer so eine Art große Schwester der Grippe werden. Die könnte vor allem dann in Zukunft sehr problematisch werden, wenn diese ungleichen Schwestern gemeinsam auf der medizinischen Bühne erscheinen – ganz zu schweigen von einer Reihe von üblen Verwandten, die wir zum Teil noch gar nicht kennen; eine richtig grausliche Mischpoche, wie ein Wiener sagen würde, der das jüdische Erbe seiner Stadt auch sprachlich nicht geringschätzt.

Unmittelbar bevor dieses Buch in Druck ging, erschien in den USA auch noch eine Studie,[36] die unter Garantie für Diskussionen sorgen wird, weil sie nahelegt, dass die Inzidenzen, also die Häufigkeit von Infektionen mit SARS-CoV-2, auch bei hoher Durchimpfung nicht zwangsläufig weniger werden. Das hat möglicherweise mit dem veränderten Risikoverhalten von Geimpften zu tun und mit der Tatsache, dass in Ländern mit hoher Durchimpfung sämtliche Maßnahmen entfallen, die die Verbreitung ja auch stark gebremst haben. Dem großen Nutzen der Impfung tut das kaum Abbruch, denn dass schwere Verläufe, Hospitalisierungen und Todesfälle vermieden werden, stellen die Ergebnisse der amerikanischen Forscher ja nicht in Abrede. Aber diese Erkenntnisse sind ein Hinweis darauf, dass die Pandemie trotz Impfung nicht so bald erledigt sein wird, wie sich das alle wünschen. Und da nach jüngsten Erkenntnissen[37, 38] die Impfung die Gefahr eines Langzeitverlaufs wahrscheinlich nur halbiert, werden mindestens 5 Prozent aller Infizierten möglicherweise zu Opfern von Long-/Post-Covid. Bei 1000 Neuinfektionen täglich – in Österreich haben wir im Oktober 2021 etwa das Doppelte davon erlebt – sind das 50 Menschen, deren Leben vielleicht dauerhaft beeinträchtigt bleiben könnte. Täglich! Eine wirklich besiegte Pandemie schaut anders aus.

Die unterschätzten Virenkiller könnten nicht nur unter diesem Aspekt eine ganz entscheidende Rolle spielen, sondern auch viel Druck aus der gesellschaftlichen Spaltung zwischen Geimpften und Ungeimpften oder Maßnahmenbefürwortern und Maßnahmengegnern nehmen, die durch Corona ausgelöst oder vielleicht auch nur sichtbar wurde. Dazu kommt natürlich noch die Spaltung der Weltbevölkerung in arm und reich, die wir alle hier nicht so recht registrieren, weil wir in Deutschland, Österreich oder der Schweiz unabhängig von unserem lokalen ökonomischen Status insgesamt zu den Reichen und Privilegierten gehören, etwa was die Verfügbarkeit von Gesundheitsversorgung oder Impfstoff angeht. Die Überwindung dieser Spaltungen, egal, ob global gesehen zwischen Privilegierten und Unterprivilegierten der Gebärmutterlotterie oder auf lokaler gesellschaftlicher Ebene zwischen Befürwortern und Gegnern von Covid-19-Maßnahmen oder Impfungen, ist auch das wesentliche Anliegen von Michael Winter, wie ich in zahlreichen Gesprächen feststellen konnte. Seine Selbstexperimente hatten immer einen ausgeprägten altruistischen und philanthropischen Aspekt, was wohl auch mit dem von ihm praktizierten Schamanismus zu tun hat. Mit dieser uralten kulturellen Praxis hat sich der wissensdurstige Wiener ebenfalls aus einer Art existenzieller Neugier heraus beschäftigt und dort unter anderem mit einer ethischen Ebene Bekanntschaft gemacht, auf der letztlich das Wohl der ganzen Schöpfung angestrebt wird. Mir selbst ist diese Dimension zwar nicht gänzlich fremd, aber ich fühle mich mit diesem Anspruch in meinem täglichen Leben einigermaßen überfordert, und damit bin ich wohl nicht allein. Man muss dieser Geisteshaltung ja nicht unbedingt folgen können, aber empathisch und sympathisch ist sie auf jeden Fall und damit vielleicht auch ein gutes Gegengewicht zu wesentlich problematischeren Emotionen, die sich im Laufe dieser Pandemie ausgebreitet haben.

Dazu kommt noch die Möglichkeit des selbstbestimmten Handelns, das in unserer Gesellschaft ein hochgeschätzter, manchmal vielleicht sogar zu hochgeschätzter Wert ist. Mit dem gezielten Einsatz von Mitteln, die jeder für sich anwenden kann, ganz ohne Hilfe von solidarischen Mitmenschen, Nadeln oder vielleicht sogar Ärzten, kann jeder Einzelne die viel beschworene Eigenverantwortung ausleben. Wer nicht an Masken glaubt, die er ja öffentlich tragen muss, der glaubt in Zukunft vielleicht ans Gurgeln, Nasenduschen oder Inhalieren, denn das alles kann im Privaten durchgeführt werden. Ich halte es zusammen mit vielen Experten für wahrscheinlich, dass dabei die Substanzen HOCl und N-Chlortaurin eine sehr wichtige, wenn nicht sogar entscheidende Rolle spielen werden. Aber auch Experten neigen ein wenig zum Irrtum und Journalisten noch viel mehr. Dennoch gibt es Hinweise, dass es tatsächlich so kommen wird.

Michael Winter hat gemeinsam mit Christian Müller von der Medizinischen Universität Wien und Bertold Renner von der TU Dresden, die sich seine Methode sehr genau angeschaut haben, im Frühjahr 2021 einen *Letter of Opinion*[39] zur Behandlung mit HOCl ver-

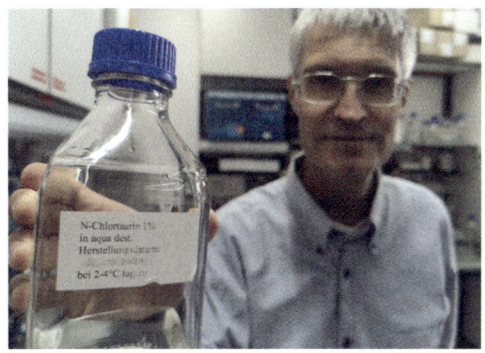

Markus Nagl sieht nach seinen erfolgreichen Heilversuchen viel zukünftiges Potenzial für N-Chlortaurin.

öffentlicht, der auf der renommierten amerikanisch-deutschen Publikationsplattform, auf der er erschien, monatelang zu den meistgelesenen medizinischen Beiträgen gehörte. Man darf also davon ausgehen, dass viele Ärzte und Wissenschaftler in aller Welt auf die Substanz aufmerksam geworden sind und damit arbeiten und forschen werden. In Innsbruck und Wien starten demnächst große Studien zu N-Chlortaurin beziehungsweise HOCl. Die Patentrechte an jener Wundspüllösung eines Salzburger Unternehmens, die Michael Winter bei seinen Experimenten verwendete, wurden vor Kurzem von einem großen skandinavischen Konzern gekauft. Vielleicht ist auch das ein Hinweis auf bevorstehende breitere Anwendungen. Kurt Zatloukal erforscht in seinem Grazer Hochsicherheitslabor gerade in virusverseuchten Gewebeproben, die von SARS-CoV-2-Opfern stammen, die Wirkung der von Michael Winter verwendeten Substanz – einer Substanz, die in diesem Labor in ähnlicher Zusammensetzung und in höherer Konzentration übrigens schon lange verwendet wird, wenn auch nur zur Desinfektion von Instrumenten und Oberflächen und nicht von Schleimhäuten. In Thailand und anderen asiatischen Ländern stehen bereits Boxen, in denen sich die Bevölkerung einer Ganzkörperbehandlung mit HOCl, also quasi einer Inhalation samt Dusche, unterziehen kann. In Asien sind offenbar der antiseptischen und antiviralen Fantasie weniger Grenzen gesetzt als in Europa. Aber auch abseits von HOCl und N-Chlortaurin könnte viel Potenzial zu finden sein, das im Nasen-Rachen-Raum gehoben werden kann.

Virenkiller können überall sein, man muss sie nur finden

In Asien hat die Pflege des Nasen-Rachen-Raums seit Langem und auch ganz aktuell eine andere Tradition als in unseren Breiten. Von den einschlägigen Empfehlungen für Gurgellösungen oder Nasensprays etwa in Japan haben wir schon gehört und im indischen Ayurveda gibt es eine Reihe von traditionellen und auch offiziell empfohlenen Ölanwendungen für den täglichen Gebrauch in Mund, Nase und Rachen. Damit soll einerseits die Schleimhaut für ihre Arbeit gegen Krankheitserreger fit gemacht werden, es kommen aber auch, gemeinsam mit dem Öl, Mischungen von Dutzenden Heilkräutern zur Anwendung, von denen einige ihre Wirkung gegen Mikroorganismen bereits in klinischen Studien gezeigt haben. Apropos Asien: Ein junges Ehepaar, das ein Start-up mit fermentierten Sojaprodukten im burgenländischen Prellenkirchen betreibt (nein, dieser Ort liegt noch nicht in Asien, obwohl er zu den östlichsten Gemeinden Österreichs zählt), hat mich auf eine aktuelle Studie aufmerksam gemacht, die im Frühling 2021 im Fachjournal *Biochemical and Biophysical Research*[40] veröffentlicht wurde und zeigt, dass ein Extrakt aus der japanischen Nationalspeise Nattō offenbar zumindest im Labor gegen SARS-CoV-2 wirkt.

Noch ist es zu früh, um daraus irgendwelche Ernährungsempfehlungen für Nattō abzuleiten, noch dazu, da das Produkt aus fermentierten Sojabohnen durch seinen intensiven Umamigeschmack für europäische Gaumen durchaus eine Herausforderung darstellt und einigermaßen gewöhnungsbedürftig ist. Trotz-

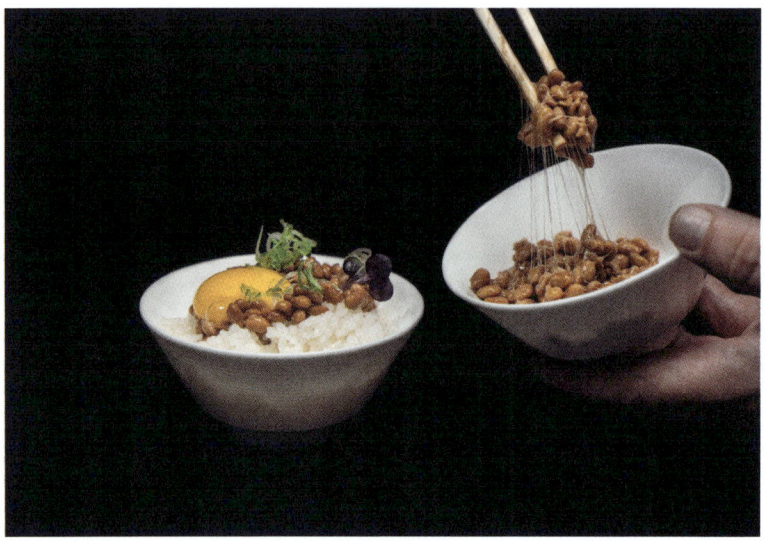

Nattó ist eine schleimige, japanische Nationalspeise aus Sojabohnen, die im Labor auch SARS-CoV-2 Viren killen kann.

dem steigt die Nachfrage bei dem jungen Unternehmerpaar im Osten Österreichs stark an und die beiden beliefern mittlerweile auch die besten japanischen Restaurants in Wien mit ihrem Bioprodukt, weil sie die Herstellung so authentisch hinbekommen haben – übrigens ohne je im Land der aufgehenden Sonne gewesen zu sein. Das Internet erleichtert und beschleunigt eben alles. Das Internet verrät sehr schnell auch die Tatsache, dass in Japan mit seinen fast 130 Millionen Einwohnern bei knapp 925 000 Coronafällen bis Sommer 2021 15 200 Todesfälle im Zusammenhang mit SARS-CoV-2 zu beklagen waren. In Deutschland waren es bis zum gleichen Zeitpunkt viermal so viele, nämlich 3,77 Millionen Infizierte und 92 000 Tote, also mehr als das Sechsfache an Opfern bei wesentlich geringerer Bevölkerungszahl. Es wird wohl nicht nur an

Nattō gelegen haben, aber vielleicht auch daran und den dringenden japanischen Empfehlungen, die Tradition der Mundspülungen nicht zu vernachlässigen. Und natürlich ist Japan ein Inselstaat, hat aber gleichzeitig eine der ältesten Populationen der Welt.

Viele Medikamente, die früh während der Infektion ansetzen, also noch im Nasen-Rachen-Raum, sind in der Pipeline. Dazu gehört etwa auch das bereits erwähnte Aurovir, an dem Professor Noe arbeitet und das so wie HOCl inhalativ verabreicht werden soll, allerdings auch in späteren Phasen der Krankheit noch eine Rolle spielen könnte. Auch »Be Careful, Bond«, also der im Abschnitt über den Horror abseits der Intensivstation erwähnte Wirkstoff BC 007, wird gerade gegen Covid-19-Erkrankungen getestet. Auch er soll – Überraschung! – inhalativ eingesetzt werden. Die Blackbox der Pandemie wird langsam immer heller. Von der viruziden Effizienz des Bananenlektins und dem Plan, es eines Tages als Zahncreme oder Kaugummi zum Virenkiller zu machen, haben wir ebenfalls schon gehört. Und auch der österreichische Genetiker Josef Penninger forscht intensiv an weiteren Lektinen, die die Vermehrung von Viren schon sehr früh im Infektionsverlauf bremsen oder blockieren können. Der Ansatzpunkt ist hier eine Art Zuckerhülle, mit der sich das Virus tarnt, um der Immunantwort des Immunsystems zu entgehen. Dazu passt irgendwie, dass in aktuellen Studien[41] auch das lange bekannte und breit eingesetzte Diabetesmedikament Metformin eine erstaunlich gute Wirkung bei Covid-19-Patienten gezeigt hat. Vielleicht werden wir also bald alle gegen Grippe und Corona Kaugummi kauen – mit oder ohne Zucker und vielleicht mit Bananengeschmack. Genauso wie Nattō wären sie jedenfalls Virenkiller, die in der Blackbox dieser Pandemie, im oberen Atemtrakt, ihre Wirkung entfalten

sollten. Wer lieber per Biss behandelt werden möchte, der könnte sich auch einer Jararacuçu (*Bothrops jararacussu*) nähern, einer
Schlangenart, die in Teilen Südamerikas gefürchtet ist. Deren Gift
hat im Labor[42] eine gute Wirksamkeit gegen SARS-CoV-2 gezeigt.
Der Lebensraum des Reptils ist übrigens nicht zuletzt der Regen-
wald, der gerade oft genug für unser Schweinefutter verbrannt
und abgeholzt wird. Dies könnte also neben allen anderen schlimmen Folgen bis hin zur Klimakatastrophe auch dazu führen, dass
so mancher Virenkiller niemals entdeckt werden wird, obwohl wir
vielleicht eines Tages dringenden Bedarf danach hätten.

Aber noch ist Hoffnung, und die Entwicklung der Impfstoffe gegen
SARS-CoV-2 ist trotz aller Bedenken und Kritik eine enorme wissenschaftliche Erfolgsgeschichte. Um die bereits erschreckend
weit fortgeschrittene Zerstörung des planetaren Lebensraums
erfolgreich zu bekämpfen oder rückgängig zu machen, werden wir
viele solcher Erfolgsgeschichten brauchen und eine Menge anderer Ideen auch. Ich habe jedenfalls bei der Arbeit für dieses Buch
gelernt, dass in den Laboren und Köpfen dieser Welt noch sehr viel
Neues verborgen schlummert, das sich im Verein mit individueller
Verantwortung und Handlungsbereitschaft als höchst hilfreich für
die Probleme von Gegenwart und Zukunft erweisen könnte.

Dank

Ich bedanke mich bei den Protagonisten dieses Buchs für ihre Zeit und Geduld – auch für die penible Kontrolle der wissenschaftlichen Inhalte, die mir entscheidend geholfen hat, den journalistischen Standard zu erreichen, den ich angestrebt habe. Und vor allem danke ich Ihnen für Ihre Aufmerksamkeit und Ihr Interesse, geneigte Leserin und geneigter Leser, und vor allem dafür, dass Sie mir Gelegenheit gegeben haben, die vielen Fakten und spannenden Geschichten in diesem Buch mit Ihnen zu teilen.

Über den Autor

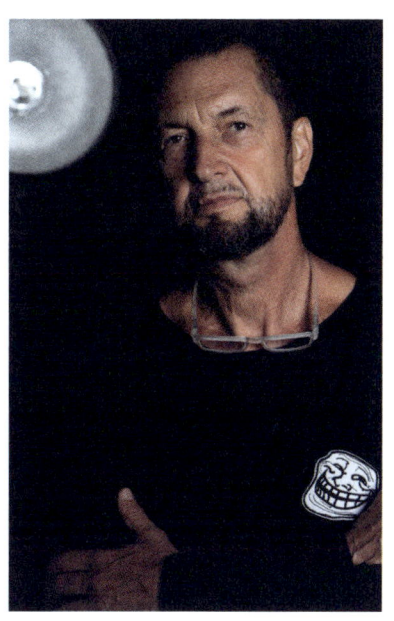

Christian Kugler arbeitet seit mehreren Jahrzehnten als TV-Wissenschaftsjournalist und führte Regie für zahlreiche Langdokumentationen von ORF, ZDF, BR, 3sat und arte. Bereits vor dem Aufkommen von Covid-19 beschäftigte er sich in seiner Arbeit immer wieder intensiv mit den Themen Viren und Virenbekämpfung. Seit Beginn der Pandemie verfolgt er die Bemühungen von Politik und Wissenschaft, dem Infektionsgeschehen Herr zu werden. Bei seinen Recherchen für eine TV-Dokumentation des ORF stieß er auf den bisher spannendsten Stoff seiner Karriere: Er entdeckte nicht nur erstaunliche Lücken in der Pandemiebekämpfung, sondern auch Menschen, die mit ihren ungewöhnlichen Ansätzen die Wissenschaft zum Umdenken zwingen könnten.

Quellenverzeichnis

1 Wang, N., et al. (2018): »Serological Evidence of Bat SARS-Related Coronavirus Infection in Humans«, *Virologica Sinica*, 33 (1): S. 104–107

2 Chandler, J. C., et al. (2021): »SARS-CoV-2 Exposure in Wild White-Tailed Deer (*Odocoileus virginianus*)«, *BioRxiv*, https://doi.org/10.1101/2021.07.29.454326

3 Nouailles, G., et al. (2021): »Temporal Omics Analysis in Syrian Hamsters Unravel Cellular Effector Responses to Moderate COVID-19«, *Nature Communications* 12, 4869, https://doi.org/10.1038/s41467-021-25030-7

4 »Lungenschäden bei Covid-19-Erkrankungen verstehen«, Pressemitteilung der Charité Berlin, des Max-Delbrück-Centrums für Molekulare Medizin und der Freien Universität Berlin, 11.08.2021

5 Edwards, D. A., et al. (2021): » Exhaled Aerosol Increases with COVID-19 Infection, Age, and Obesity«, PNAS, 118 (8) e2021830118, https://doi.org/10.1073/pnas.2021830118

6 »COVID-19: Vorbeugung & Behandlung«, Öffentliches Gesundheitsportal Österreichs, Bundesministerium für Soziales, Gesundheit, Pflege und Konsumentenschutz, www.gesundheit.gv.at/krankheiten/immunsystem/coronavirus-covid-19/behandlung-vorbeugung (Stand 28.09.2021)

7 V'kovski, P., et al. (2021): »Disparate Temperature-Dependent Virus – Host Dynamics for SARS-CoV-2 and SARS-CoV in the Human Respiratory Epithelium«, *PLOS Biology*, https://doi.org/10.1371/journal.pbio.3001158

8 Loske, J., et al. (2021): »Pre-Activated Antiviral Innate Immunity in the Upper Airways Controls Early SARS-CoV-2 Infection in Children«, *Nature Biotechnology*, https://doi.org/10.1038/s41587-021-01037-9

9 »Infectious Diseases«, *The Lancet*, Volume 21, Number 9, 01.09.2021

10 Christoph Wenisch im TV-Interview: »Viren – die Katastrophen jenseits von Corona«, (ATV) im Juli 2020

11 Gold, J. E., et al. (2021): »Investigation of Long COVID Prevalence and Its Relationship to Epstein-Barr Virus Reactivation«, *Pathogens* 10 (6), 763, https://doi.org/10.3390/pathogens10060763

12 Van Rijn, C., et al. (2020): »Reducing Aerosol Transmission of SARS-CoV-2 in Hospital Elevators«, *Indoor Air*, https://doi.org/10.1111/ina.12744

13 Goddemeier, C. (2011): »Ignaz Philipp Semmelweis: Retter der Mütter«, *Deutsches Ärzteblatt Studieren.de*, 2/2011: 22, einsehbar unter: www.aerzteblatt.de/archiv/81908/Ignaz-Philipp-Semmelweis-Retter-der-Muetter (Stand 05.10.2021)

14 Ripperger, S. P./Stockmaier, S./Carter, G. G. (2020): »Tracking Sickness Effects on Social Encounters via Continuous Proximity Sensing in Wild Vampire Bats«, *Behavioral Ecology*, Volume 31, Issue 6, S. 1296–1303, https://doi.org/10.1093/beheco/araa111

15 https://de.wikipedia.org/wiki/R%C3%A4umliche_Distanzierung (Stand 05.10.2021)

16 Cowen, A. S., et al. (2021): »Sixteen Facial Expressions Occur in Similar Contexts Worldwide«, *Nature*, 589 (7841): 251–257, doi: 10.1038/s41586-020-3037-7

17 Ruba, A. L.; Pollak, S. D. (2020): »Children's Emotion Inferences From Masked Faces: Implications for Social Interactions During COVID-19«, PLOS ONE, https://doi.org/10.1371/journal.pone.0243708

18 Sterr, C. M., et al. (2021): »Medical Face Masks Offer Self-Protection Against Aerosols: An Evaluation Using a Practical In Vitro Approach on a Dummy Head«, PLOS ONE, https://doi.org/10.1371/journal.pone.0248099

19 Suchomel, M.; Hell, M.; Koller W.: »Anwendung von Gurgel-Lösungen und Nasensprays – zwei weitere Verbündete in der Abwehr von viralen Erkältungskrankheiten auch in Covid-19-Zeiten«, Aussendung der österreichischen Gesellschaft für Hygiene, Mikrobiologie und Präventivmedizin, 02.02.2021

20 Kramer, A., et al.: »Viruzides Gurgeln und viruzides Nasenspray«, Empfehlung der Deutschen Gesellschaft für Krankenhaushygiene e. V., 08.12.2020

21 Siebenand, S.: »Nasenspray in Rotalgen-Wirkstoff punktet in Studie«, *Pharmazeutische Zeitung*, 17.03.2021, einsehbar unter: www.pharmazeutische-zeitung.de/nasenspray-mit-rotalgen-wirkstoff-punktet-in-studie-124434 (abgerufen am 07.10.2021)

22 Ruß, V.: »Kampf den Keimen«, *Pharmazeutische Zeitung*, 10.06.2014, einsehbar unter: www.pharmazeutische-zeitung.de/ausgabe-242014/kampf-den-keimen (abgerufen am 07.10.2021)

23 www.ages.at/themen/krankheitserreger/grippe/mortalitaet (abgerufen am 06.10.2021)

24 www.aerzteblatt.de/archiv/210331/Influenza-Grippewelle-war-toedlichste-der-vergangenen-30-Jahre (abgerufen am 8.10.2021)

25 Todt, D., et al. (2020): »A Realistic Transfer Method Reveals Low Risk of SARS-CoV-2 Transmission via Contaminated Euro Coins and Banknotes«, *iScience*, 24 (8): 102908, doi: 10.1016/j.isci.2021.102908

26 Wessendorf, L., et al. (2021): »Analysis of the Dynamics, Outcome, and Prerequisites of the First German SARS-CoV-2 Superspreading Event«, MedRxiv, https://doi.org/10.1101/2021.09.01.21262540

27 Marouf, N., et al. (2021): »Association Between Periodontitis and Severity of COVID-19 Infection: A Case-Control Study«, *Journal of Clinical Periodontology*, 48 (4): 483–491, doi: 10.1111/jcpe.13435

28 Jegerlehner, S., et al. (2021): »Diagnostic Accuracy of a SARS-CoV-2 Rapid Antigen Test in Real-Life Clinical Settings«,

International Journal of Infectious Diseases, 109: 118–122, https://doi.org/10.1016/j.ijid.2021.07.010

29 »SARS-CoV-2: Delta verbreitet sich auch bei Durchbruchinfektionen schneller«, aerzteblatt.de, 23.08.2021, einsehbar unter: www.aerzteblatt.de/nachrichten/126601/SARS-CoV-2-Delta-verbreitet-sich-auch-bei-Durchbruchinfektionen-schneller (abgerufen am 06.10.2021)

30 Kang, M., et al. (2021): »Transmission Dynamics and Epidemiological Characteristics of Delta Variant Infections in China«, *MedRxiv*, https://doi.org/10.1101/2021.08.12.21261991

31 Giarratana, N., et al. (2021): »A Sprayable Acid-Oxidizing Solution Containing Hypochlorous Acid (AOS2020) Efficiently and Safely Inactivates SARS-Cov-2: A New Potential Solution for Upper Respiratory Tract Hygiene«, *European Archives of Oto-Rhino-Laryngology*, 278 (8): 3099–3103, doi: 10.1007/s00405-021-06644-5

32 Nguyen, K., et al. (2021): »The Potential Use of Hypochlorous Acid and a Smart Prefabricated Sanitising Chamber to Reduce Occupation-Related COVID-19 Exposure«, *Risk Management and Healthcare Policy*, 14: 247–252, doi: 10.2147/RMHP.S284897

33 *Salzburger Nachrichten* vom 06.09.2021

34 Hutter, H.-P.; Moshammer, H.; Kundi, M.: »COVID-19 Maßnahmen Schulstart«, Aussendung des Zentrums für Public Health der Medizinischen Universität Wien, 07.09.2020

35 »COVID-19: Hohe Viruskonzentration in den Lungen für erhöhte Sterblichkeit verantwortlich«, Deutsches Ärzteblatt, 01.09.2021

36 Subramanian, S. V.; Kumar, A. (2021): »Increases in COVID-19 are Unrelated to Levels of Vaccination Across 68 Countries and 2947 Counties in the United States«, *European Journal of Epidemiology*, doi: 10.1007/s10654-021-00808-7

37 »Double Vaccination Halves Risk of Long COVID«, *King's College London News Centre*, 01.09.2021, einsehbar unter:

www.kcl.ac.uk/news/double-vaccination-halves-risk-of-long-covid (abgerufen am 07.10.2021)

38 Antonelli, M., et al. (2021): »Risk Factors and Disease Profile of Post-Vaccination SARS-CoV-2 Infection in UK Users of the COVID Symptom Study App: A Prospective, Community-Based, Nested, Case-Control Study«, *The Lancet*, https://doi.org/10.1016/S1473-3099(21)00460-6

39 Mueller, C. A.; Winter, M.; Renner, B. (2021): »A Concept for the Reduction of Mucosal SARS-CoV-2 Load Using Hypochloric Acid Solutions«, *Drug Research, 71 (6): 348–350*, doi: 10.1055/a-1467-5956

40 Oba, M., et al. (2021): »Natto Extract, A Japanese Fermented Soybean Food, Directly Inhibits Viral Infections Including SARS-CoV-2 In Vitro«, *Biochemical and Biophysical Research Communications*, 570: 21–25, doi: 10.1016/j.bbrc.2021.07.034

41 Crouse, A. B., et al. (2021): »Metformin Use is Associated With Reduced Mortality in a Diverse Population With COVID-19 and Diabetes«, *Frontiers in Endocrinology*, https://doi.org/10.3389/fendo.2020.600439

42 »Substância em veneno de cobra jararacuçu pode inibir avanço da covid«, Pressemitteilung der Universität São Paulo, 24.08.2021

Bildnachweis

Seite 6: Shutterstock/Enrique Micaelo

Seite 10/11: Shutterstock/Martin Janca

Seite 13: Shutterstock/jekjob

Seite 18: Shutterstock/anukul boonfun, Bearbeitung: Tobias Prießner

Seite 26, 185, 205, 220, 237: Christian Kugler

Seite 34: Shutterstock/FamVeld

Seite 37, 41, 133, 144: Michael Winter privat

Seite 42: Michael Winter privat

Seite 44/45: Shutterstock/Artem Oleshko

Seite 56: Kevin Thonhofer privat

Seite 62: Christian Kugler

Seite 66: Franziska Trost privat

Seite 69: Felicitas Matern/Feel Image

Seite 78/79: Shutterstock/Kzenon

Seite 80: Shutterstock/Ase

Seite 82: Wikimedia Commons (CC BY-SA 4.0 https://creativecommons.org/licenses/by-sa/4.0), Globetemp

Seite 89, 92: mit freundlicher Genehmigung der Firma Schindler

Seite 96: Shutterstock/photoff

Seite 108: Shutterstock/Master1305

Seite 114: Wikimedia Common/U.S. Air Force photo from USA, public domain

Seite 118/119: Shutterstock/KMNPhoto

Seite 123: Birgit Willinger privat

Seite 125 li. o.: Shutterstock/Steidi

Seite 125 re. o.: Shutterstock/DredTorgal

Seite 125 li. u.: Shutterstock/grafvision

Seite 125 re. u.: Shutterstock/Jiri Hera

Seite 127: MedUni Wien/Matern

Seite 132: Wikimedia Commons (CC BY-SA 4.0 https://creativecommons.org/licenses/by-sa/4.0), WikiEditing-Profile2021

Seite 148/149: Shutterstock/Anthony Mooney

Seite 151: arkus Rist

Seite 157 li.: Shutterstock/TSV-art

Seite 157 re.: Shutterstock/dwphotos

Seite 159: Peter Tappler privat

Seite 165: St. Florianer Sängerknaben/Wolfgang Gruber

Seite 167: Darius Kiedron

Seite 169: Shutterstock/Roman Zaiets, Bearbeitung: riva Verlag

Seite 172/173: Shutterstock/Gorodenkoff

Seite 177: mit freundlicher Genehmigung des Referats Biologische Sicherheit und Abt. PR & Kommunikation, Goethe-Universität. Quelle: RKI; Icons: Tobias Prießner

Seite 181: Kurt Zatloukal privat

Seite 182: Shutterstock/Gorodenkoff

Seite 191: Shutterstock/Naresh777

Seite 195: Bertold Renner privat

Seite 201 o.: Wikimedia Commons/Public domain

Seite 201 u.: Wikimedia Commons (CC BY 4.0, https://creativecommons.org/licenses/by/4.0)

Seite 206: Wilfried Posch

Seite 232/233: Shutterstock/Josep Suria

Seite 240: Irina Thalhammer

Seite 245: Michaela Pranter

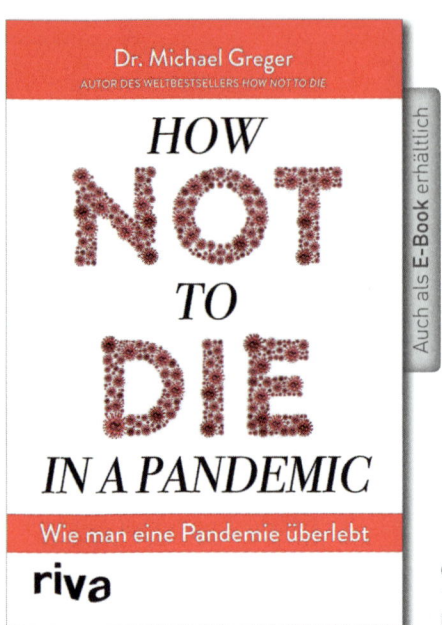

624 Seiten
19,99 € (D) | 20,60 € (A)
ISBN 978-3-7423-1614-1

Dr. Michael Greger

How not to die in a pandemic

Wie man eine Pandemie
überlebt

Von Tuberkulose über die Vogelgrippe bis zu HIV und COVID-19: Immer wieder lösen neuartige Erreger Pandemien aus und führen zu Millionen von Toten. Wie entstehen diese hochinfektiösen Krankheiten? Wie können deren Ausbrüche verhindert werden? Seit Jahrzehnten erforscht der Allgemeinarzt und Gesundheitsexperte Dr. Michael Greger gefährliche bis tödliche Viren und deren Ursprung. Fundiert und anschaulich beschreibt er ihre Entwicklung und zeigt auf, welche Rolle der Mensch bei der globalen Ausbreitung spielt. Während weltweit gegen die verheerenden Auswirkungen von COVID-19 angekämpft wird, liefert er einen Leitfaden, wie wir uns vor der aktuellen Bedrohung schützen können, und erklärt, wie die Entstehung von Pandemieviren im Keim erstickt werden kann, um zukünftige Katastrophen zu verhindern.

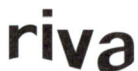

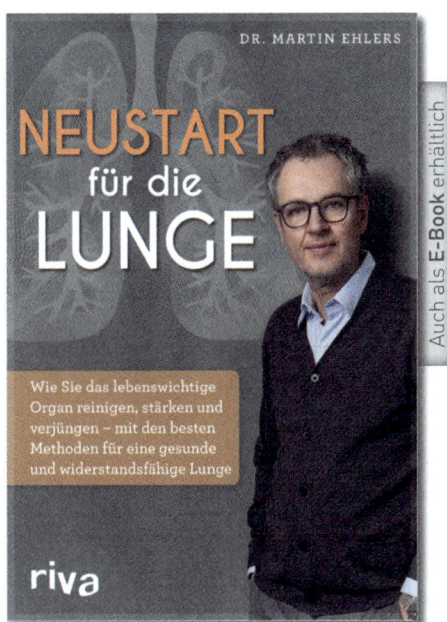

DR. MARTIN EHLERS

NEUSTART
für die
LUNGE

Auch als **E-Book** erhältlich

Wie Sie das lebenswichtige
Organ reinigen, stärken und
verjüngen – mit den besten
Methoden für eine gesunde
und widerstandsfähige Lunge

riva

224 Seiten
20,00 € (D) | 20,60 € (A)
ISBN 978-3-7423-1906-7

Dr. Martin Ehlers

Neustart für
die Lunge

Wie Sie das lebenswichtige
Organ reinigen, stärken und
verjüngen – mit den besten
Methoden für eine gesunde
und widerstandsfähige
Lunge

Nicht nur Menschen mit Lungenerkrankungen oder Atemwegsbeschwerden müssen sich um ihre Lunge kümmern – jeder sollte das lebenswichtige Organ pflegen, da es permanent Gefahren ausgesetzt ist: Luftverschmutzung, Pollenflug, Hausstaub oder Viren wie Covid-19 setzen ihr zu und können schwere Erkrankungen hervorrufen. Der Pneumologe Dr. Martin Ehlers stellt zahlreiche effektive Methoden vor, mit denen die Lunge nicht nur gereinigt, sondern vor allem gekräftigt und geschützt werden kann. Er erklärt, wie die richtige Ernährung und zusätzliche Maßnahmen wie Saunagängen oder Klopf- und Atemtechniken die Abtragung von Giftstoffen aktivieren und sogar den Alterungsprozess der Lunge verlangsamen können. Dehn- und Kraftübungen verbessern zudem die Körperhaltung, trainieren die Atemmuskulatur und steigern so die Lungenfunktion. Diese und weitere einfach umsetzbare Anwendungen ermöglichen es, auf natürliche und unkomplizierte Weise die Lunge widerstandsfähiger zu machen und gesund zu erhalten.

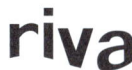

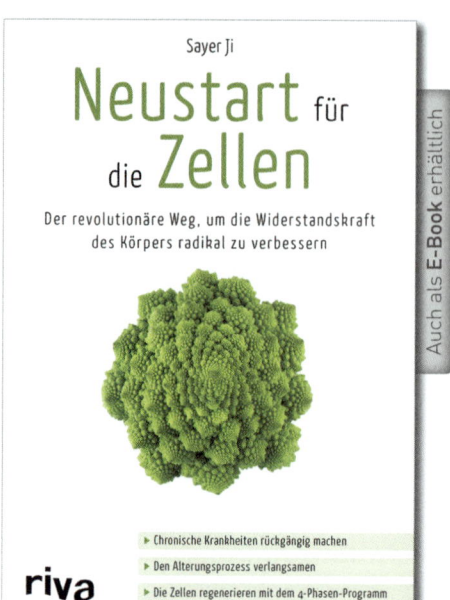

Sayer Ji

**Neustart für
die Zellen**

Der revolutionäre Weg,
um die Widerstandskraft
des Körpers radikal zu
verbessern

288 Seiten
24,99 € (D) | 25,70 € (A)
ISBN 978-3-7423-0793-4

Die moderne Medizin und unsere Gesundheit befinden sich an einem kritischen Scheideweg: Trotz des hohen medizinischen Standards werden wir immer kränker. Chronische Krankheiten, Stoffwechselstörungen, Krebs und vorzeitige Zellalterung haben nie gekannte Ausmaße erreicht. Anstatt auf unseren Körper zu hören, verlassen wir uns zu sehr auf Medikamente oder geben unseren Genen die Schuld. Dabei halten wir selbst das Steuer Richtung Gesundheit in der Hand. Das Schlüsselwort lautet »Regeneration«. Es ist erwiesen, dass unser Körper jederzeit seine Selbstheilungskräfte aktivieren, fehlerhafte Zellen reparieren sowie krankes Gewebe regenerieren kann. Sayer Ji zeigt, wie mit der richtigen Ernährung, dem Wissen der »Neuen Biologie«, bewährten Methoden zur Stressbewältigung und zur Verbesserung der Schlafqualität der Körper von innen heraus gestärkt, der Alterungsprozess verlangsamt und chronische Krankheiten rückgängig gemacht werden können.

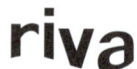

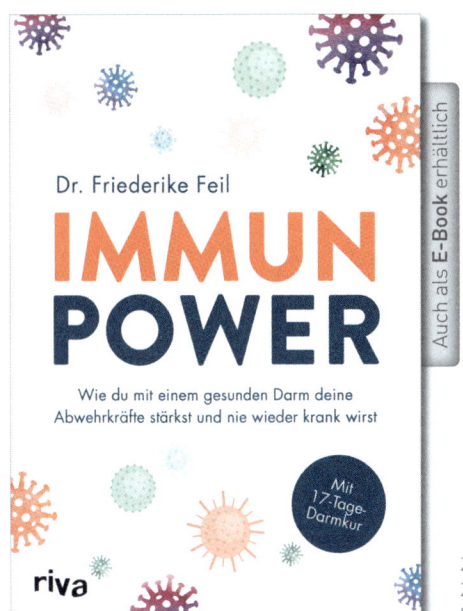

224 Seiten
20,00 € (D) | 20,60 € (A)
ISBN 978-3-7423-1831-2

Dr. Friederike Feil

Immunpower

Wie du mit einem gesunden Darm deine Abwehrkräfte stärkst und nie wieder krank wirst

Die wirksamste Waffe gegen unerwünschte Viren, Bakterien und andere Krankheitserreger ist ein starkes Immunsystem. Über die Kommunikation mit Organen, Nerven und Muskeln sorgt das Immunsystem dafür, dass der Körper reibungslos funktioniert und so vor potenziell krankmachenden Keimen schützt. Darm- und Gesundheitsexpertin Dr. Friederike Feil zeigt, wie die körpereigenen Abwehrkräfte gezielt unterstützt werden können. Unterhaltsam und anschaulich schildert sie, wie lebenswichtige Prozesse im Körper ablaufen, was ein dauerhaft intaktes Immunsystem wirklich benötigt und warum Darm, Schilddrüse, Leber und Zähne dabei eine entscheidende Rolle spielen. Praxiserprobte Strategien helfen, das Immunsystem mit der richtigen Ernährung und einem achtsamen Lebensstil nachhaltig zu stärken – für ein gesundes Leben voller Power!

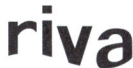

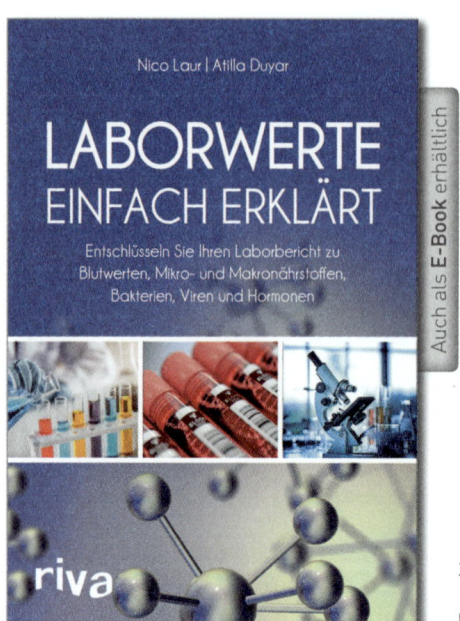

224 Seiten
12,99 € (D) | 13,40 € (A)
ISBN 978-3-7423-1735-3

Atilla Duyar
Nico Laur

Laborwerte einfach erklärt

Entschlüsseln Sie
Ihren Laborbericht zu
Blutwerten, Mikro-
und Makronährstoffen,
Bakterien, Viren und
Hormonen

MCHC? Thrombozyten? TSH? Um Laborbefunde zu beurteilen, muss man sich durch eine Unmenge an Fachbegriffen und Abkürzungen kämpfen. Doch zu wissen, was sich hinter den Werten versteckt, hilft, den eigenen Körper und Beschwerden zu verstehen und Ärzten nicht blind vertrauen zu müssen. Die Labortechniker Nico Laur und Atilla Duyar bringen Licht ins Dunkel und beantworten die wichtigsten Patientenfragen, erklären medizinische Fachbegriffe und Abkürzungen, wie Blut-, Hormon- und Nährstoffwerte einzuordnen sind und zeigen, was zu Hause getestet werden kann. Dieses Buch bietet das nötige Hintergrundwissen, um Laborberichte zu entschlüsseln. So kann ein Gespräch auf Augenhöhe mit einem Arzt geführt, Ergebnisse von Onlinelaboren eigenständig interpretiert und die eigene Gesundheit endlich selbst in die Hand genommen werden.

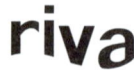